针道

——神针十讲

焦顺发 著

中国中医药出版社

·北京·

图书在版编目（CIP）数据

针道——神针十讲 / 焦顺发著 . —北京：中国中医药出版社，2020.9
ISBN 978 – 7 – 5132 – 6318 – 4

Ⅰ . ①针… Ⅱ . ①焦… Ⅲ . ①针灸学 Ⅳ . ① R245

中国版本图书馆 CIP 数据核字（2020）第 127725 号

中国中医药出版社出版

北京经济技术开发区科创十三街 31 号院二区 8 号楼
邮政编码　100176
传真　010-64405750
河北品睿印刷有限公司印刷
各地新华书店经销

开本 787 × 1092　1/16　印张 6　字数 115 千字
2020 年 9 月第 1 版　2020 年 9 月第 1 次印刷
书号　ISBN 978 – 7 – 5132 – 6318 – 4

定价　42.00 元
网址　www.cptcm.com

社 长 热 线　010-64405720
购 书 热 线　010-89535836
维 权 打 假　010-64405753

微信服务号　zgzyycbs
微商城网址　https://kdt.im/LIdUGr
官 方 微 博　http://e.weibo.com/cptcm
天猫旗舰店网址　https://zgzyycbs.tmall.com

如有印装质量问题请与本社出版部联系（010-64405510）

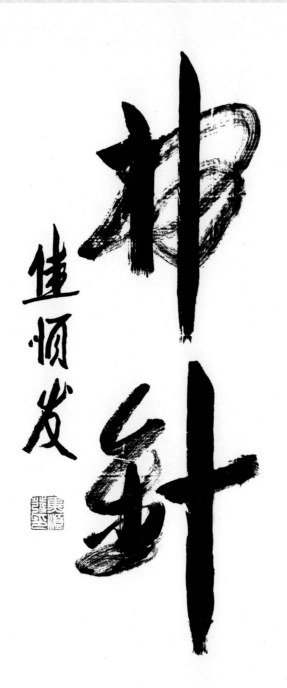

神针

佳顺发

序

源于中国的"刺神治病"，方法绝妙，疗效神奇，久传不绝，特成"神针"传承、弘扬。

金顺发

2019 年 12 月 30 日

何谓"神针"？

"神针"就是"刺神治病"。

何谓"刺神治病"？

我从头细说。

赵顺发

2019 年 12 月 30 日

☁ 目 录

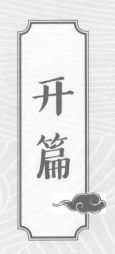

开篇

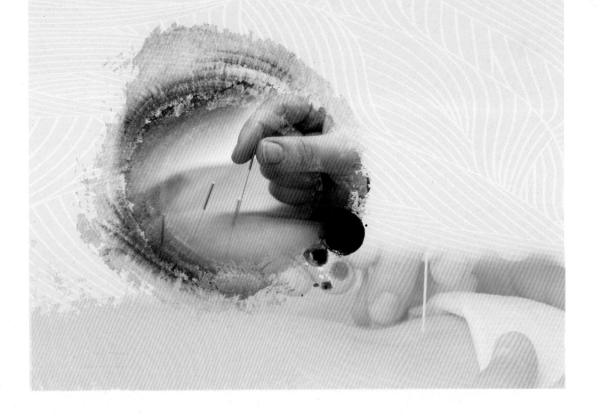

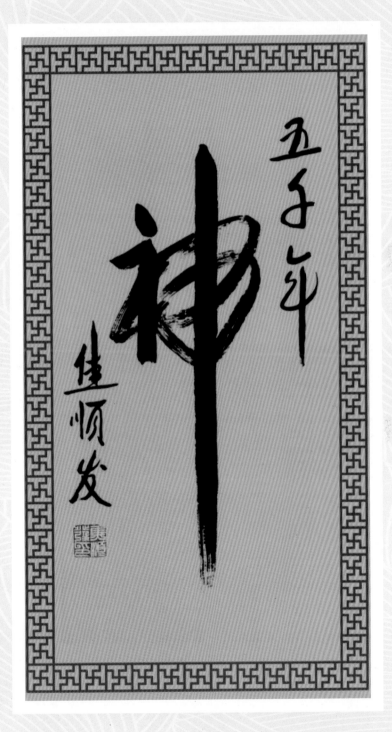

刺神治病

焦顺发

疗效神奇

隻顺发

第一讲 "刺神治病"的源头

"刺神治病"起于何时，出于何书，现无据确考。

《灵枢·九针十二原第一》曰："粗守形，上守神，神乎神，客在门，未睹其疾，恶知其原。刺之微，在速迟。"

"粗守形，上守神"即是说低劣的医生只知刺"形"治病，而高明的医生则知道在"形"中刺"神"治病。

"神乎神，客在门"，即是说"神"非常神奇，就像贵客位于"形"之中。

"未睹其疾，恶知其原"，即是说不知道疾病，但能知道病因。

"刺之微，在速迟"，即是说医生"刺神"水平的高低，差距在于快慢。言外之意，"神"是可被刺中的。

该段经文之意，即是说：低劣的医生只知道刺"形"治病，而高明的医生则知道在"形"中刺"神"治病。"神"非常神奇，就像贵客位于"形"之中，不知病名，但能知道病因。"神"是可被刺中的。医生刺"神"水平的高低，唯一差距只是快和慢。

据此认为，该段经文即是我国古代"刺神治病"最早的文字记载。

《灵枢·九针十二原第一》曰："往者为逆，来者为顺。明知逆顺，正行无问。逆而夺之，恶得无虚；追而济之，恶得无实。迎之随之，以意和之。针道毕矣。"

我认为该段经文之意是，在刺神的时候，能使"气至"消退的方向简称"逆"；能使"气至"出现的方向简称"顺"。知道逆顺之理，就大胆去刺，再不要问了。针逆而退之，还能不使"气至"的程度减弱吗？针推而进之，还能不使"气至"的程度增加吗？将针退或进，可调整"气至"的程度，这就是"刺神"之道。

又云："凡用针者，虚则实之，满则泄之，宛陈则除之，邪胜则虚之。《大要》曰：徐而疾则实，疾而徐则虚。言实与虚，若有若无；察后与先，若存若亡；为虚与实，若得若失。"

该段经文分为两段：

第一段是讲凡用针者都必须做到以下四点。

"虚则实之"，即是在针刺时，针尖在虚空处，一定要变为实。具体刺法是，在针刺的过程中如没有突然出现异常感（气至现象）则视为虚；如突然出现异常感（气至现象）为实。此标志着已刺中了"神"。

"满则泄之"，即是在刺时针尖处气至太满了，应泄出一些。如在针刺时，患者突然出现抽、麻、胀、痛异常感，程度比较明显或受不了，应将针微往后迎，使异常感减退或消失。实为刺中"神"的程度太强了，将针往后退，减少其程度。

"宛陈则除之"，即是在针刺时，遇到阻力刺不进去了（可能是碰到骨、瘢痕等），应改变方向再刺。

"邪胜则虚之"，"邪胜"即是在针刺时突然出现明显疼痛等异常感，患者常说痛，受不了。将针往后退，即可使异常感减弱或消失。有的患者需要将针退到皮下，再往内刺。

这四点是刺"神"的基本方法，也称原则。

第二段是《灵枢》引用《大要》的一段经文。《大要》是古经文，有说源于上古。

"徐而疾则实，疾而徐则虚"，其意即是针在穴位中已近"神"的深度时，再微微往内推，如突然出现抽、麻、胀、痛等异常感，即表示针尖到达实处，简称"实"。实为刺中了"神"。反之，即是"疾而徐则虚"。

"言实与虚，若有若无；察后与先，若存若亡；为虚与实，若得若失"，三句经文表述的是相同意思，皆指"徐而疾则实，疾而徐则虚"。此说非常少见，或者说是难得一见。我在临床实践中体会到，"徐而疾则实，疾而徐则虚"是刺中"神"的特殊现象。

"持针之道，坚者为宝，正指直刺，无针左右"，其意即是手指紧握针柄，垂直刺入穴位。

以上所说，即是"刺神治病"起源的概要。因时间久远，无法确认具体年代，推测约有五千年，有待研究证明。

此时，并不知道"神"是什么，更不知道刺"神"为什么能治病，却开创了"刺神治病"的时代。

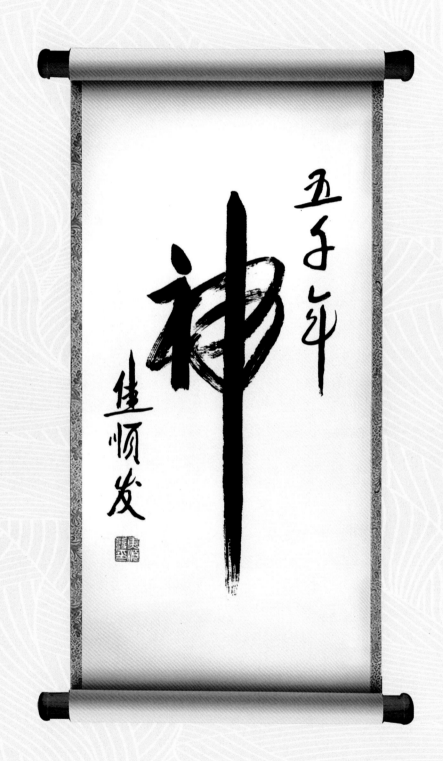

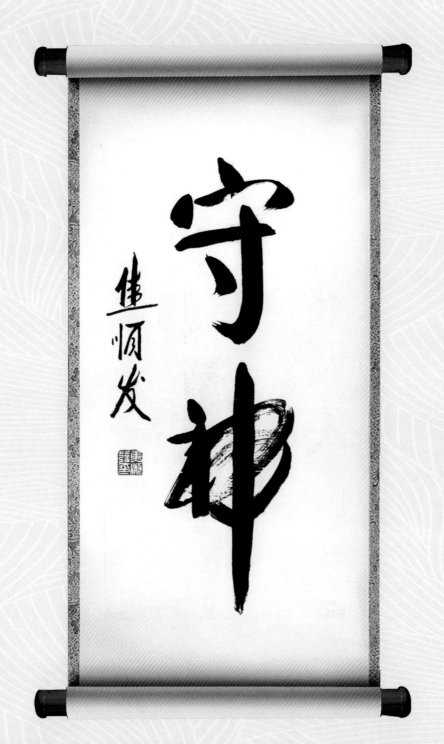

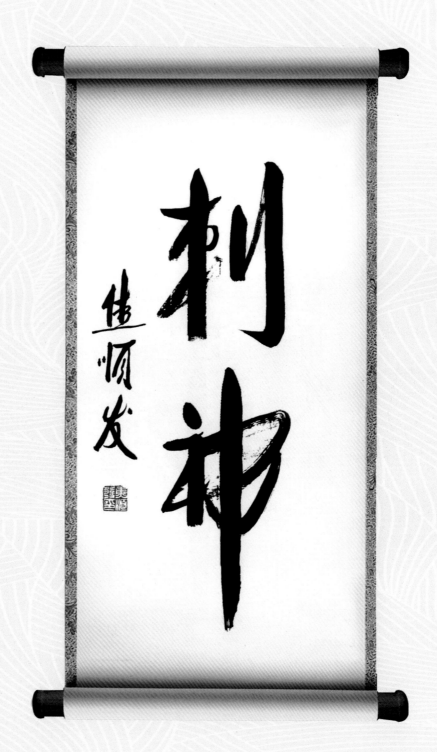

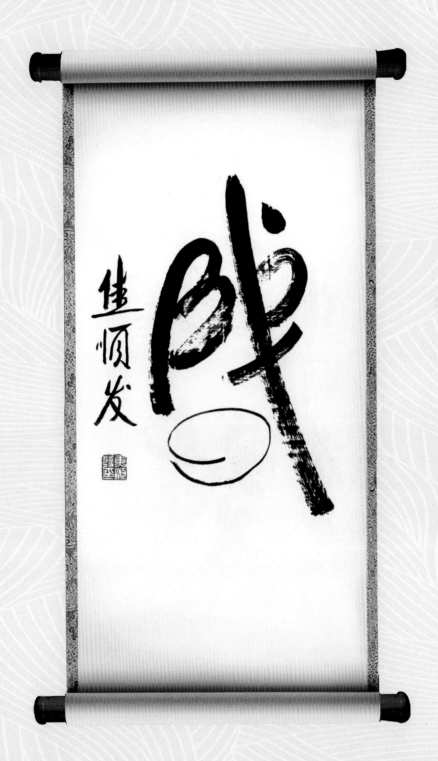

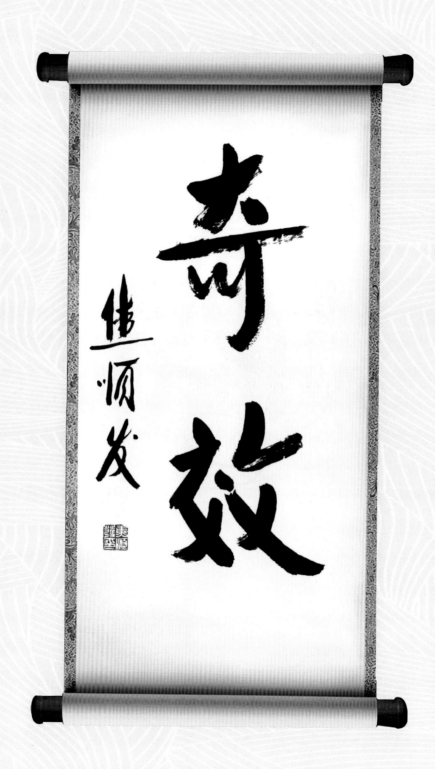

第二讲 "刺神治病"始变

自"刺神治病"问世后，很快便有人在针刺技术、针刺部位、治疗病症等方面开展了广泛的研究，大约经历数百年，即有所进展。其中有一条经文值得探讨。

《针灸甲乙经·针道第四》曰："形乎形，目瞑瞑，扪其所痛，索之于经，慧然在前，按之弗得，不知其情，故曰形。"

"形乎形，目瞑瞑"，其意即是"形"从外表什么也看不见。

"扪其所痛，索之于经，慧然在前"，其意即是在"形"的位置用手指按压有痛感，有索条状物——经，"形"是什么立刻就在眼前。

"按之弗得，不知其情，故曰形"，其意即是在"形"的位置用手指按压没有痛感，不知道"形"的情况，才称其为形。

此段经文证明，被刺的"神"用手指按压可出现痛感，还可摸到似经之物。

因《针灸甲乙经·针道第四》"形乎形，目瞑瞑，扪其所痛，索之于经，慧然在前，按之弗得，不知其情，故曰形"问世后热传，才广泛应用。特别是"索之于经"中的"经"字，流传影响较深，甚至变成了针灸的焦点。

起初，人们仍然说"刺神"，后来有人就说成"刺神经"。"刺神治病"中也由此出现了"神经"二字。后来，"神经"二字不仅中医熟知，而且国人耳熟能详。

我小时在农村常听说"神经病"，这是农民对"疯子"的俗称。"疯子"现在叫"精神病"。我才明白"神经病"就是古代"神经"留给人们的记忆。

再后来，说"经"的人多了，其中有人干脆就叫"经"。由此也就变成了"刺经治病"。后来还出现了"经穴""经气至"等。这即是"刺神"变成"刺经"的离奇过程。

字面上变了，但在临床上依然用的是"刺神治病"。因为在"经穴"中仍然用的是"刺神"的技术。或者说"刺经"和"刺神"使用的是相同的针刺技术。所以说"刺经"和"刺神"是一回事儿，根本没有区别。

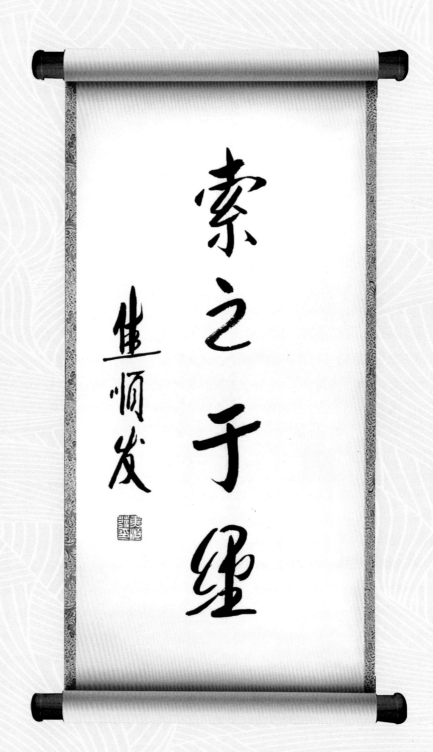

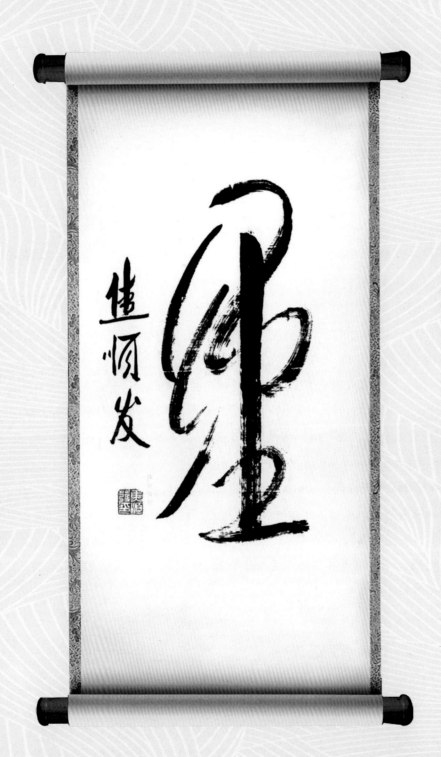

第三讲 "刺神技术"的发展

"刺神技术"就是针刺中"神"的技术。

古人已经发现"神"可被针刺中，而且医生刺神水平的高低，只在于快慢之别。

"神"位于人躯肢的深层，针是否刺中，人眼看不见。

如何确定刺中"神"，这是个难点，也是焦点。围绕这个问题，医学家们开展了广泛深入而持久的观察、研究，并不断取得进展。

幸运的是，在刺神时患者可出现抽、麻、胀、痛等异常感。一旦出现这种感知，就认为是刺中"神"了。后来初步达成共识，老师教、学生用，传承、应用，不断研究、发展。

《灵枢·行针第六十七》曰："……或神动而气先针行，或气与针相逢，或针已出，气独行，或数刺乃知，或发针而气逆，或数刺病益剧。"这段经文中描述的六"或"，是总结针刺"神"时出现的六种情况。古人观察细致，描述真实，非常有价值。

"或神动而气先针行"，即是说先于神动而气先行，也就是针还未刺到即出现了"气行"，特别敏感的患者才有这种现象，古人称这种患者为"重阳人"。

"或气与针相逢"，即是针刺中"神"后即出现气，实为刺中"神"后立刻出现的抽、麻、胀、痛等异常感。进一步明确了刺中"神"后，立刻出现的抽、麻、胀、痛等异常感。

"或针已出，气独行"，即是出针后气独行。这个出针一定是在刺中"神"后的出针。因针离开"神"时仍然是一种刺激，有的患者会有轻微之感。这种现象很有价值，对研究"神"的实质非常有意义。

"或数刺乃知"，其意是针刺数次患者才知道。就是数刺后才刺中了"神"，立刻出现抽、麻、胀、痛等异常感。

"或发针而气逆"，其意即是待针刺中了"神"，出现了异常感觉，这时将针再往内推，针尖可能会离开"神"，所以出现的异常感即消失。

此时，仍然不知道"神"的实质是什么，但是明确了将针刺中了"神"，就会立刻出现抽、麻、胀、痛等异常感觉。针的刺激停止，异常感消失，再针刺又出现。

这个现象是我国古代伟大的发现，对认识"神"的实质有重要价值。

《素问·针解篇第五十四》曰："经气已至，慎守勿失者，勿变更也。"

"经气已至"，即是针刺中了"经"出现的"气至"。

"慎守勿失者，勿变更也"，即是说"经气至"很珍贵，千万要守住，不要再动针了。

此段经文明确了，针刺中"经"出现的"气至"（抽、麻、胀、痛等异常感）十分珍贵，应该守住。

前文已述，神变成了经，所以经气至就是"神气至"，后来，简称"气至"（得气）。从此，刺神技术开创了"气至"（得气）时代，也是刺神技术最好的时代之一。

刺神治病时，医生和患者都盼望出现"气至"，并使针刺出现"气至"（得气）的技术越来越规范。随之，针刺出现"气至"（得气）的技术，成为"刺神治病"的核心技术，或者叫刺"神"的绝技。

刺神治病持续一段时间后，又认为"气至"与疗效有关，即一旦出现"气至"就可出现疗效，在针灸经典医著中出现"气至而去""气至而有效"等。此间，有些医学家错解"迎随调气至"法，出现了"补虚、泻实"针刺技术，影响了针刺"气至"技术。《灵枢·小针解第三》曰："气至而去之者，言补泻气调而去之也。"《灵枢·终始第九》曰："所谓气至而有效者，泻则益虚，虚者脉大如其故而不坚也……"即是部分佐证。

此间，也有医学家们不断弘扬针刺"气至"技术。

《灵枢·终始第九》曰："泻者迎之，补者随之，知迎知随，气可令和。和气之方，必通阴阳，五脏为阴，六腑为阳，传之后世，以血为盟，敬之者昌，慢之者亡，无道行私，必得夭殃。"

"凡刺之道，气调而止，补阴泻阳，音气益彰，耳聪目明。反此者，血气不行。"

又曰："凡刺之属，三刺至谷气，邪僻妄合，阴阳易居，逆顺相反，沉浮异处，四时不得，稽留淫泆，须针而去。故一刺则阳邪出，再刺则阴邪出，三刺则谷气至，谷气至而止。所谓谷气至者，已补而实，已泻而虚，故以知谷气至也。"

何谓"谷气"？

《素问·气穴论篇第五十八》曰："肉之大会为谷，肉之小会为溪，肉分之间，溪谷之会。"

经文中的"肉"指人体的肌肉。其意即是说肌肉之大会为谷，肌肉之小会为溪，肌肉之间为溪谷之会。

"谷气至"即是将针刺在肌肉之间，溪谷之会出现的"气至"。

位于肌肉之间的"溪谷之会"，就是中医所刺的"神"，将针刺在其中，可出现"气至"。"气至"就是抽、麻、胀、痛等异常感。

这是医学最伟大的发现之一，更是中医刺"神"治病的伟大成就。

我国医学家们将"谷气至"也称"中气穴"。

《素问·气穴论篇第五十八》曰："气穴之处，游针之居。"一语道破。

"气穴"之说影响深远。《针灸甲乙经·卷之三》曰："……肉之大会为谷，肉之小会为溪，肉分之间，溪谷之会，以行荣卫，以会大气也。"书中还描述记载了全身的针刺部位。说明《针灸甲乙经》认为，全身的针刺部位皆属"气穴"——"溪谷之会"。

此间，补虚、泻实针刺技术仍在发展，不仅出现了五种单式补泻法，还出现了复式补泻法。由此使"刺神气至"法离开轴线，处于边缘化，受到严重影响。

即便是这样，刺神技术仍然常用。因为一旦出现"气至"，即可获得疗效。《针灸资生经》即可佐证。

直到明朝《针灸大成》的问世，刺神技术才有了长足的发展。

《标幽赋》曰："轻滑慢而未至，沉涩紧而已至。"

又曰："气之至也，如鱼吞钩饵之沉浮；气未至也，如闲处幽堂之深邃。"

又曰："如神气既至，针自紧涩。"

以上三条经文，非常有价值。其不是针刺中"神"时，患者出现的抽、麻、胀、痛等异常感。而是在刺中"神"时，医生持针的手，瞬间感到针尖处的特殊变化。

"沉涩紧而已至"，即是针刺中"神"时，医生持针的手突然感到针变得沉涩紧。"如鱼吞钩饵之沉浮"其意与此类同。

"如神气既至，针自紧涩"，其意更是具体明确。"如神气既至"，就是刺中"神"时出现的"气至"；"针自紧涩"，即是医生持针的手突然感到针尖处变得紧涩。

直到当代，我国针灸学虽然是通过针刺"十二经脉"治病，但很多医生仍然坚持用刺"神"出现"气至"的技术治病。

程莘农主编的《中国针灸学》，并没有忽视刺"神"的技术。其不仅引用了《针灸大成》的"如神气至，针自紧退"，还特别表述"得气感应就是这种神气活动的表现，自然这对于观察疗效具有极为重要的意义"。

他是这样说的，也是这样做的。我亲眼看见过他刺"神"出现的"气至"，如其刺中"环跳"穴，下肢出现的"跳动（抽动）"。

小 结

"刺神技术"的应用、研究约五千年之久，不但肯定"神"可被刺中，而且指出一旦刺中，患者会立刻出现抽、麻、胀、痛等异常感，并简称此为"气至"。"气至"时，医生持针的手会突然感到针变得沉、涩、紧。刺激停止，现象消失；再针刺又出现。

"刺神技术"不仅要求刺中神，而且要求达到最佳、适度，此为最高境界。"气至"不足可用随补，"气至"太过可用迎泻。最后，使"气至"程度调整到最佳、适度，即针感明显，患者又能忍受。

"刺神技术"完成后，常可确信疗效。

《灵枢·九针十二原第一》曰："刺之而气不至，无问其数；刺之而气至，乃去之，勿复针。"

又曰："刺之要，气至而有效，效之信，若风之吹云，明乎若见苍天，刺之道毕矣。"

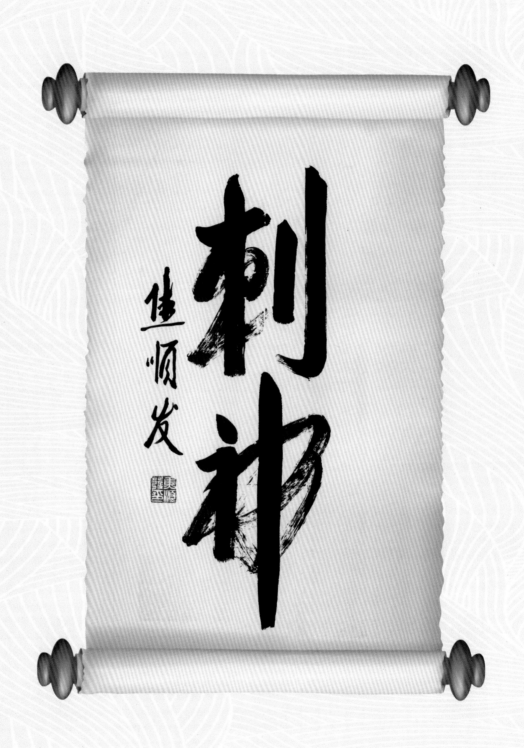

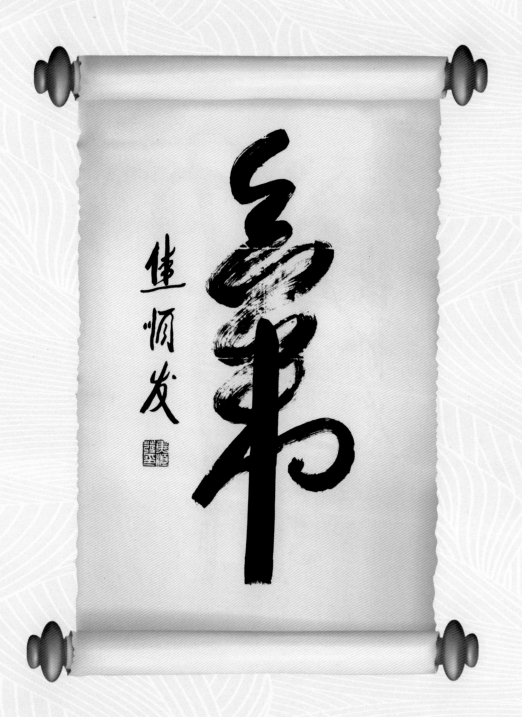

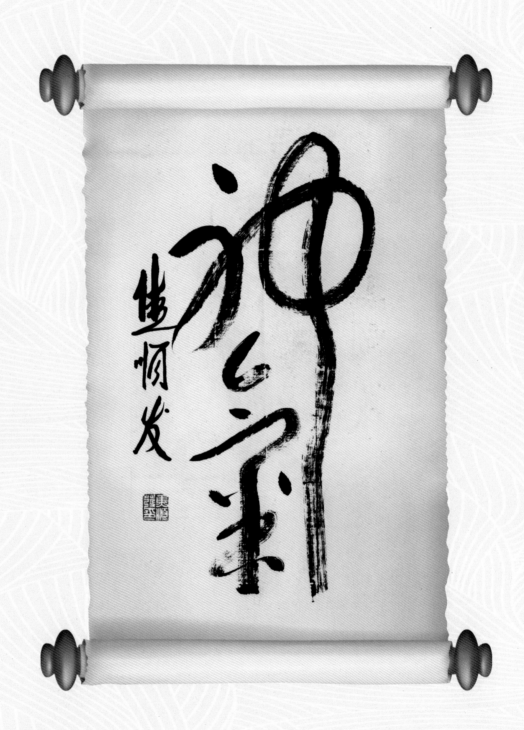

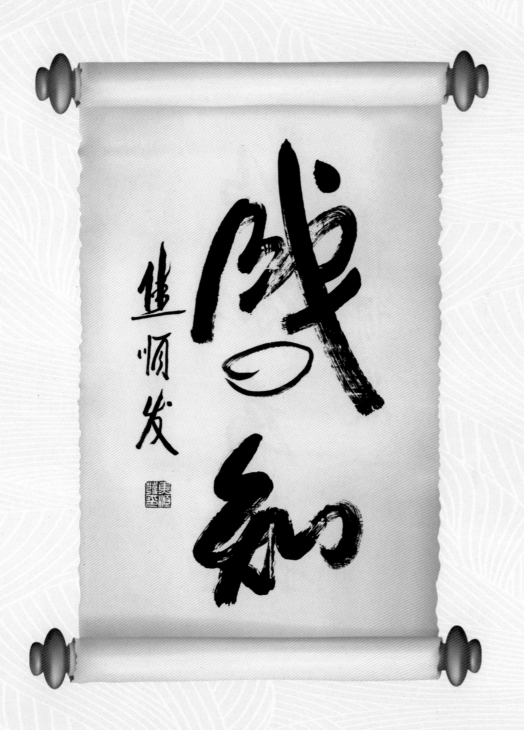

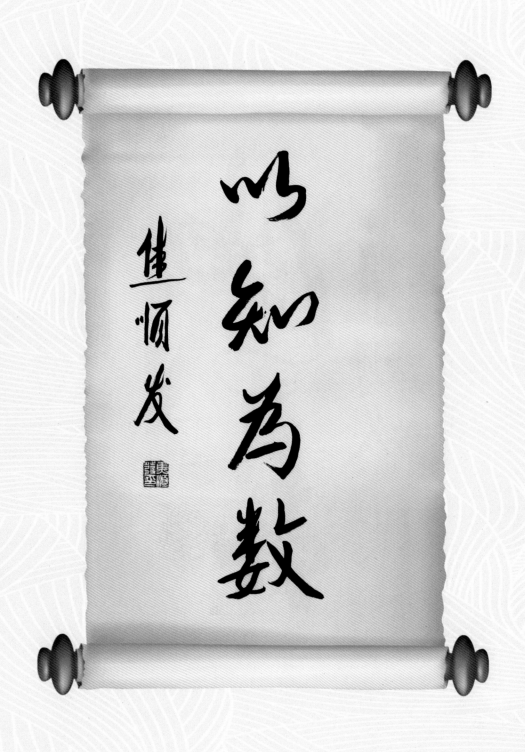

以知為数

焦顺发

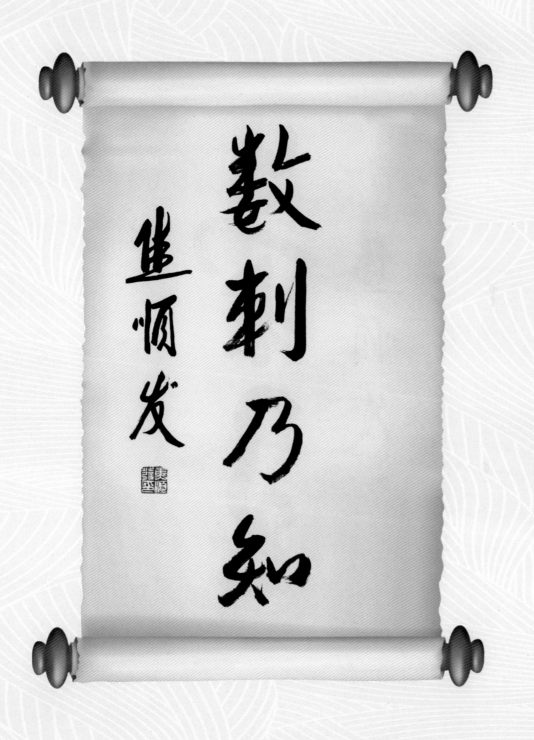

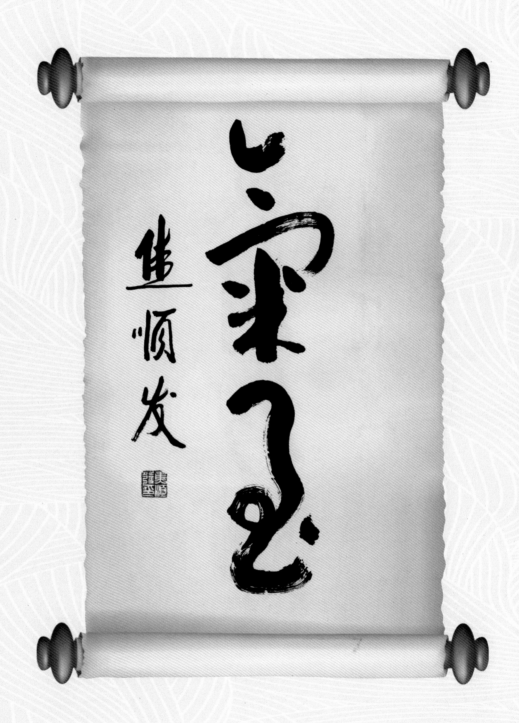

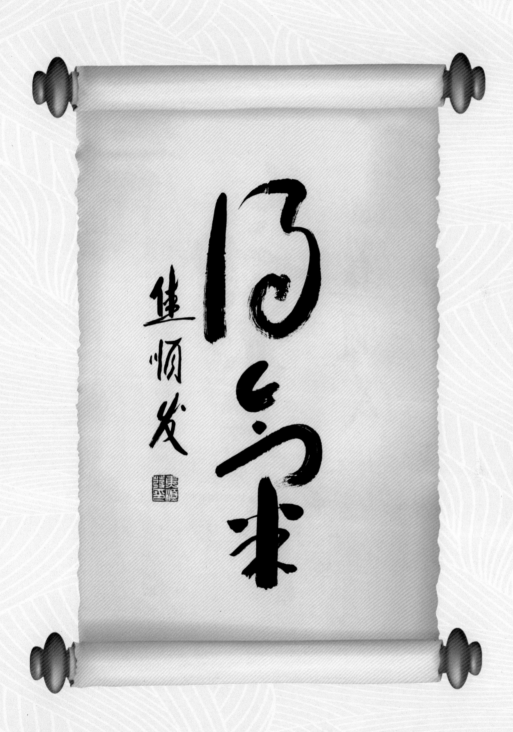

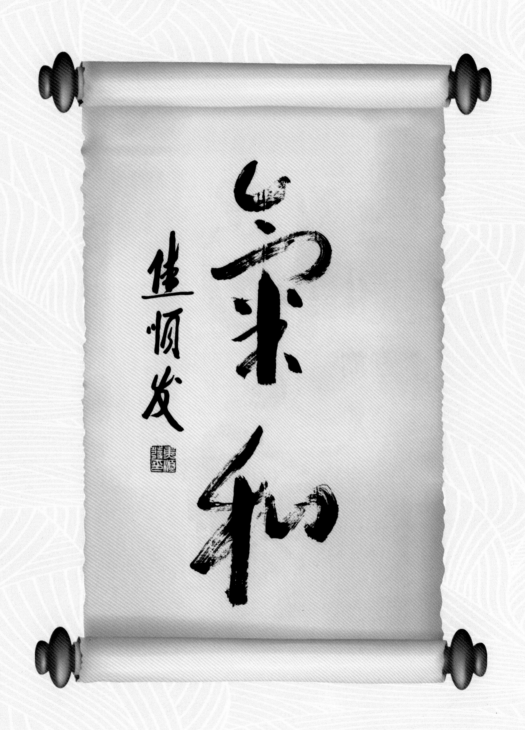

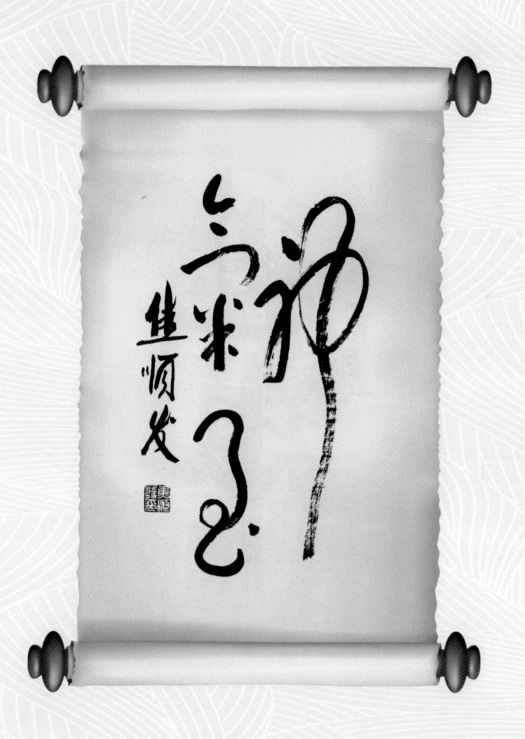

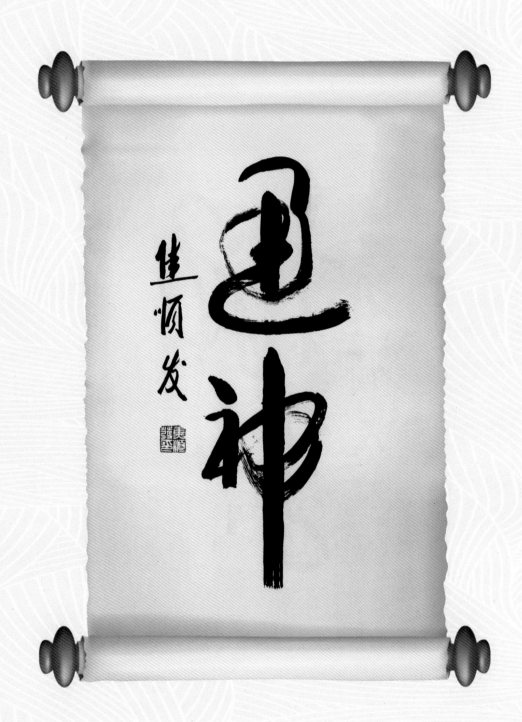

第四讲 "刺神部位"增加

"刺神治病"的针刺部位很重要,只有"刺神部位"准确,才易刺中"神"。

一个部位能治一种或数种病症,多一个部位,就能多治几种病症。由此使"刺神部位"迅速增加,从几个到几十个,最后多达数百个。针灸书中常用的穴位有365个,而郝金凯编著的《针灸经外奇穴图谱》记载了949个穴名,其编著的《针灸经外奇穴图谱续集》论述了1007个穴名,共计1956个穴名。

"刺神部位"布满全身,给治疗全身多种病症奠定了基础,创造了条件。

人体的"刺神部位",是我国几千年"刺神治病"的物证。每一个"刺神部位"都来之不易,而且充满了传奇故事。

翻开针灸书,看看"刺神部位"除分布中线外,两侧的"刺神部位"是对称的。据此推知,人体的"神"两侧是对称的。其对探索"神"的实质有重要价值,因为在人躯肢两侧分布对称的物质中即可找到。

还有更奇特的分布,有些"刺神部位"分布在骨孔中,如"八髎穴"就分布在八个骶骨孔中。而在面部也有类似分布,四白穴就分布在眶下孔。证明一些被刺的"神",就分布在这些骨孔之中。这些与理论有关,有兴趣者可深究。

在"刺神治病"的临床实践中应注意以下问题:

一、急用先学

全身的"刺神部位"有1000多个,大可不必每个都掌握、记住、应用,也不可能。最好的方法是需要什么就学什么,学会就用,越用越熟。初学者第一年能熟悉应用100个就够了。其实在临床实践中,医生选穴越来越少,一种病选3～5个足矣。

二、记名、优、特穴

名、优、特穴,也是常用穴,记住它们对临床有帮助。

《针灸大成》四总穴歌:

"肚腹三里留,

腰背委中求，
头项寻列缺，
面口合谷收。”

后人加了：
“胸胁若有病，
速与内关谋。”

马丹阳天星十二穴治杂病歌：
“三里内庭穴，
曲池合谷接，
委中配承山，
太冲昆仑穴，
环跳与阳陵
通里并列缺。”
……“腧穴”“募穴”。

三、按压定部位

每个“刺神”，都有明确的部位，临床要熟记会用，但这些仅为初步框架定位，在针刺前，还需要用手指在其中按压，寻找痛点、敏感点。如果有痛点、敏感点即是最佳进针点，将针刺入不仅易出现异常感等，而且疗效明显。在临床一用便知，越用越灵，久而久之，会变成常用的“刺神部位”。

四、熟记穴深浅

穴有深浅，针有长短。针什么穴用什么针，老医生都有经验。所以，记“刺神部位”不仅要记位置，更要记深度。穴位的深浅差别太大，相差几倍、几十倍。“环跳”穴最深，用的针最长，有人特称“环跳”针。

有人会说：这么简单的事情，谁都知道。知道是知其然，但未必知其所以然。如能深知每个穴位的深度，就能知道刺“神”的深度。知道“神”所在的深度，对探究“神”的实质有很大帮助。

五、熟记穴功能

穴的功能即决定其治疗什么病症。

一般的穴位不是仅治一种病症，而是可治几种病症，或者说对某一部位的病症皆有效。

六、熟记穴的危险性

在每个"刺神部位"针刺有什么危险一定要知道。医生手中的"针"如同外科医生手中的"刀"，针尖刺到什么部位，如同刀尖扎到什么部位。一旦超过深度，刺中重要器官或组织，就会发生损伤或有生命危险，敬请大家熟读《素问·刺禁论篇第五十二》。

总之，"刺神部位"是珍宝，学会用好不得了。更确切地说，能真正读懂"刺神部位"，用好"刺神部位"，不仅在临床能获奇效，而且可以使人茅塞顿开。

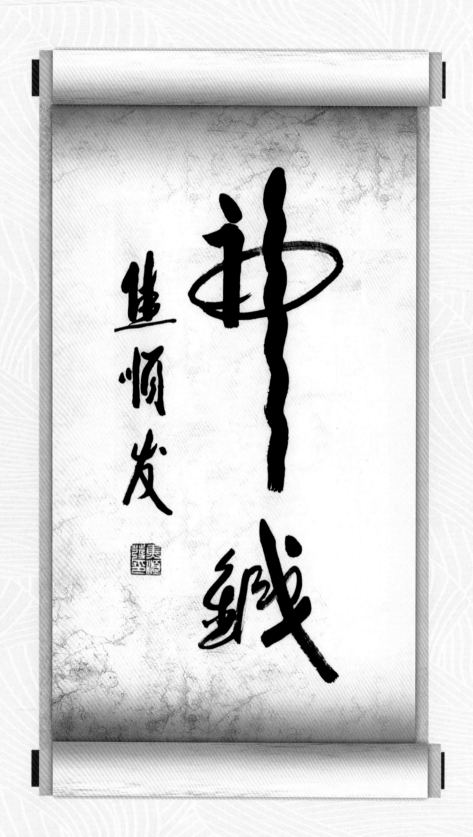

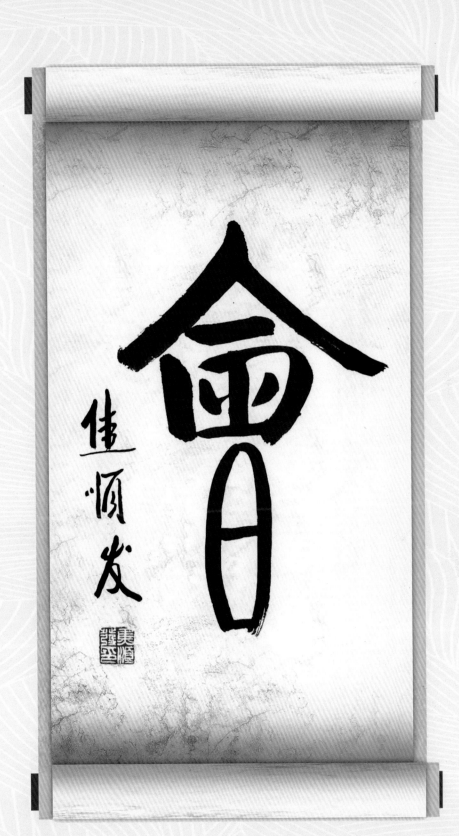

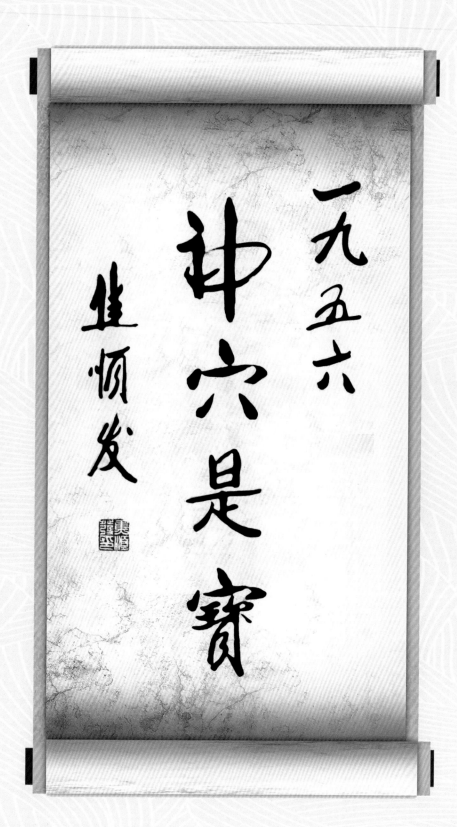

一九五六

神穴是寶

崔順發

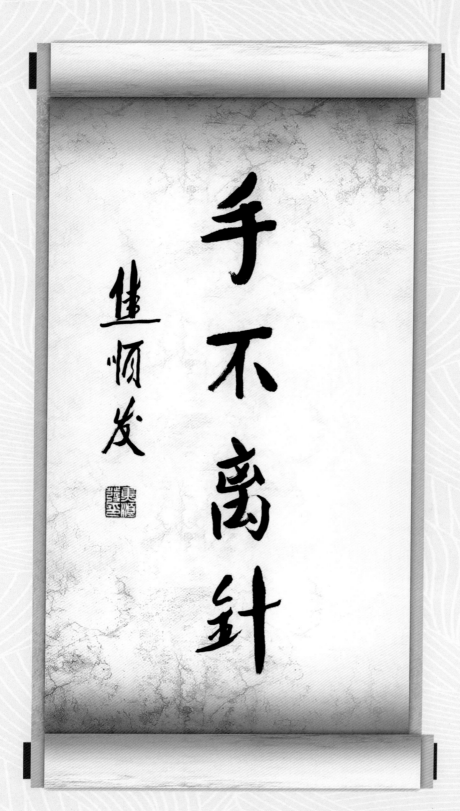

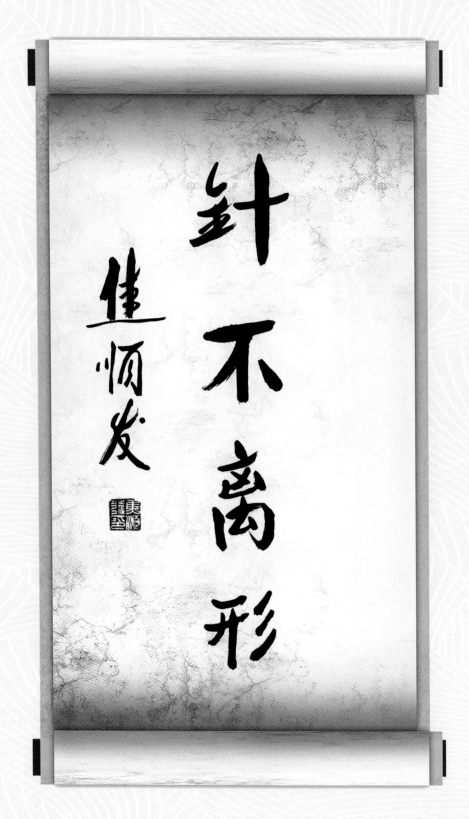

针不离形

隹顺发

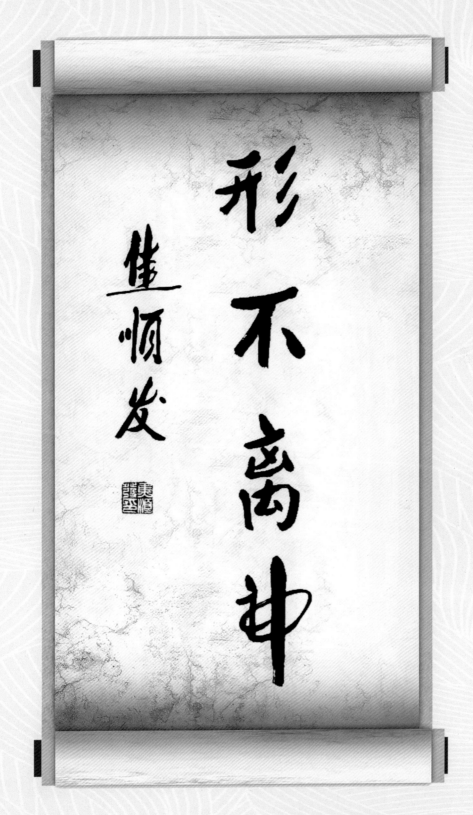

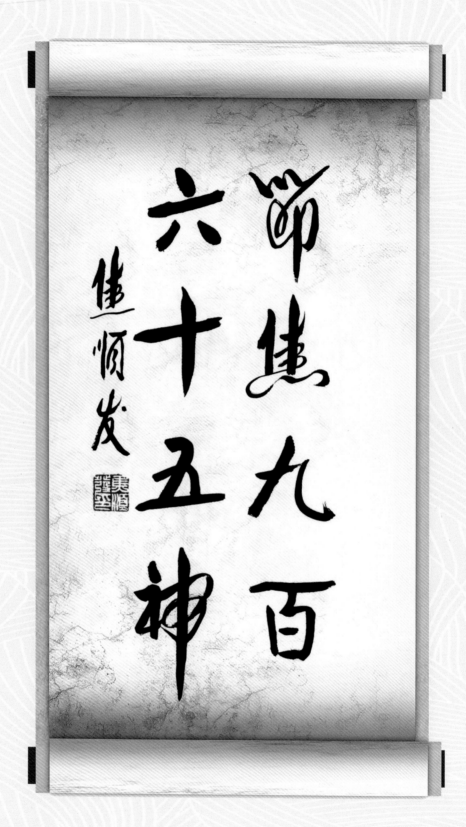

聚焦九百
六十五神

焦顺发

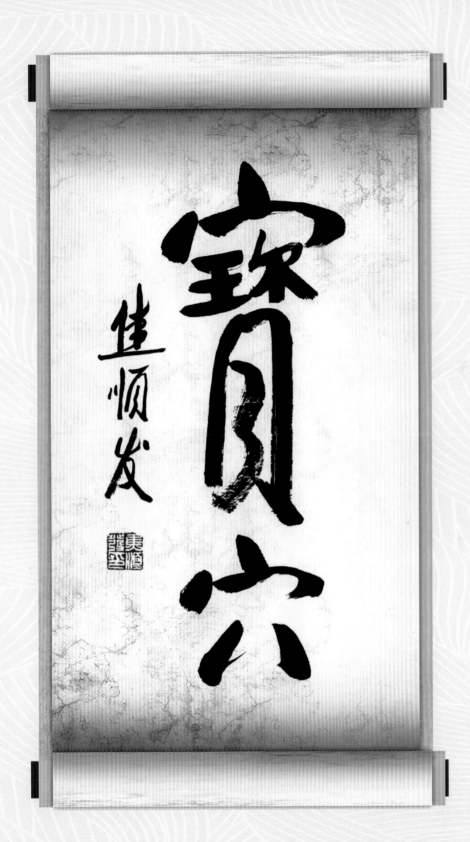

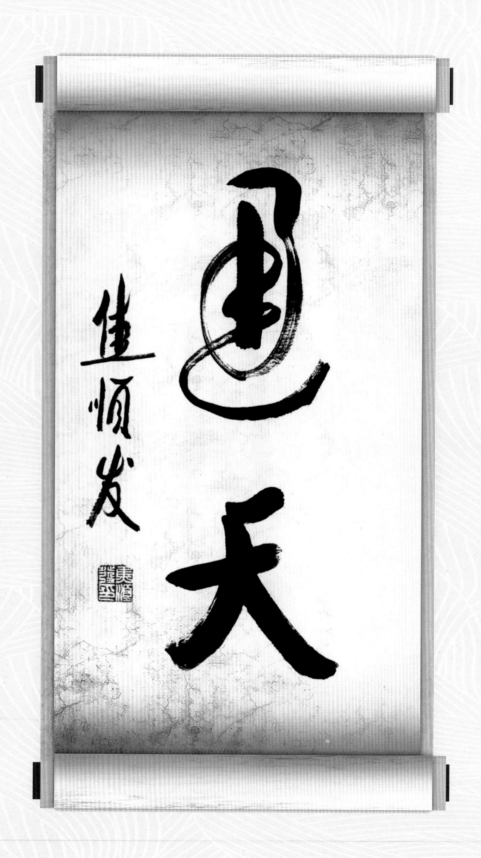

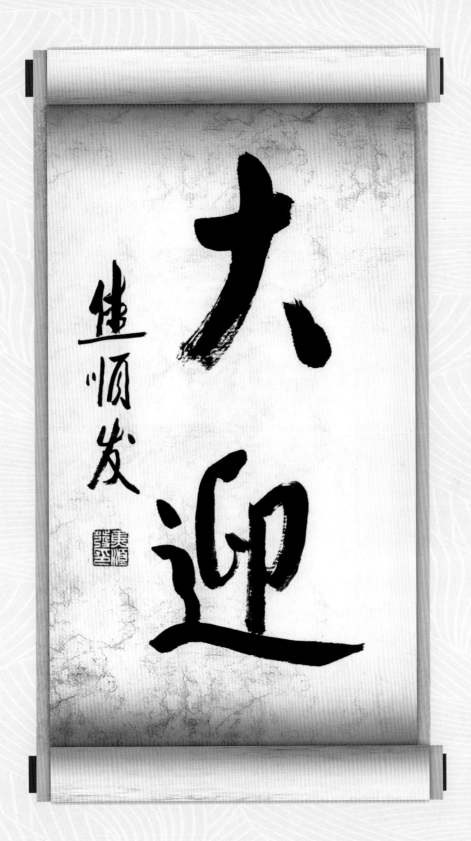

第五讲 "刺神治病" 治疗病症的拓展

"刺神治病" 不仅疗效确切，而且随着 "刺神部位" 的增加和 "刺神技术" 的发展，治疗的病种也在实践中不断拓展，由多种病症发展为全身性病症。随之，"刺神治病" 变成了治疗常见病的方法，也成为常规治疗病症的方法。《针灸资生经》描述了近 200 种病症的治法，《针灸大成》描述了 150 多种病症的治疗，如能认真学习查看原文将会收益良多。

除此之外，"刺神治病" 的疗效越来越得到患者的认可，不仅见效快、疗效好，而且能治疗顽症、沉疴。这一点有些人还认识不到，他们认为针刺仅能治疗功能性疾病及疼痛等，这是由于他们还未真正了解 "刺神治病" 的实质。

《灵枢·终始第九》曰："凡刺之属，三刺至谷气，邪僻妄合，阴阳易居，逆顺相反，沉浮异处，四时不得，稽留淫佚，须针而去。"

《灵枢·九针十二原第一》曰："今夫五脏之有疾也，譬犹刺也，犹污也，犹结也，犹闭也。刺虽久，犹可拔也；污虽久，犹可雪也；结虽久，犹可解也；闭虽久，犹可决也。或言久疾之不可取者，非其说也。夫善用针者，取其疾也，犹拔刺也，犹雪污也，犹解结也，犹决闭也。疾虽久，犹可毕也。言不可治者，未得其术也。"

上述两段经文是描写 "刺神治病" 的疗效的。不同人看后有不同的感受。半个世纪以前，我就看到过，起初是不相信，认为根本不可能。因为我是神经外科医生，知道脑的器质性损害是不可逆的，而且脑病常留后遗症。后来，通过 "刺神治病" 的临床实践，逐步改变了看法。认为两段经文中描写的真实可信，只是部分或少数患者是这样的。尽管如此也是可喜的，因为对于有些病症，西医目前还没有有效的治疗方法。我想，随着临床实践增多，每个人也会有不同的感悟。

我相信，"刺神治病" 临床会越用越熟，疗效也会越来越好。

"刺神治病" 能传承、弘扬，久传不绝，"神奇疗效" 是原动力。

我相信，在以后的临床实践中，还会不断拓展新的治疗病种。

我国古代医学家们发明的 "刺神治病"，解除了民众的病痛，为世界医学做出了重要的贡献。

第六讲 "背腧" 与 "背焦"

"背腧"是《灵枢经》的名篇，对我国针灸学影响很大。其不仅论述了"背腧"与"五脏"的特殊关系，而且描述了"五脏"与"背焦"的关系。现概述于后。

《灵枢·背腧第五十一》曰："黄帝问于岐伯曰：愿闻五脏之腧出于背者。岐伯曰：胸中大俞在杼骨之端，肺俞在三焦之间，心俞在五焦之间，膈俞在七焦之间，肝俞在九焦之间，脾俞在十一焦之间，肾俞在十四焦之间。皆挟脊相去三寸所，则欲得而验之，按其处，应在中而痛解，乃其腧也。灸之则可，刺之则不可……"

"黄帝问于岐伯曰：愿闻五脏之腧出于背者。"经文之意，即是"黄帝"问"岐伯"，为什么治疗五脏病症的穴位出于背，请说说具体情况。

"背腧"篇的经文，少说也有三千年。因为在那时，"背腧"穴只能灸，还不能刺。据此推测距今年代久远。尽管年代久远，但我国古代医学家们已经知道在背部"椎旁"针刺"腧穴"治疗五脏病症。这不仅是伟大发现，而且是非常珍贵的经验。

"胸中大俞在杼骨之端"。经文中的"胸中大俞"非常有意义。其不是治某一脏病症，而是治疗位于"胸内之脏"病症的穴位。"杼骨之端"，特指第七颈椎棘突。为什么称此"突"为"杼骨之端"。"杼"是织布机的线焦聚在一起之物。确切地讲，即是第七颈椎棘突直下有膨大的"焦聚"之物。

……

"肺俞在三焦之间，心俞在五焦之间，膈俞在七焦之间，肝俞在九焦之间，脾俞在十一焦之间，肾俞在十四焦之间。"这段经文，描述了肺、心、脾、肝、肾和膈的穴，位于背部"椎旁"的不同"焦"之间。

此处的"焦"指什么？

为什么要说在"几焦之间"？

"焦"有特殊的含意，位于几"焦"之间是神焦特别的表述。

确切地讲，即是位于胸髓旁的"节"行第几焦，所以才用了"几焦之间"。

过去很多医学家没有透彻理解这种含意，当成第几椎之间。所以，后来都改为几椎间，再无"几焦之间"之描述。

实际上，在"背腧"篇成文之前，医学家们已经尸解脊骨，发现在髓旁的椎间

"节""焦"的特殊现象。当时，只提到"焦"，还没有提出"节"，这是我特意加注的。

说到这里，大家可能会体会到"肺俞在三焦之间，心俞在五焦之间，膈俞在七焦之间，肝俞在九焦之间，脾俞在十一焦之间，肾俞在十四焦之间"的含意了吧！其不是单纯在几椎间，而是在髓旁几椎间的"节""焦"之间。

这个"节""焦"之物，皆是"神"。这就是最早的描述，由"节之焦"变成"神"的过程。

由此而知，在躯肢针刺治病的"神"，皆是由"节""焦"而形成的。

从此，才有了"焦"的概念。

"皆挟脊相去三寸所"，即是说"背腧"的穴皆在脊旁三寸，实为脊中间各往外1.5寸（约4cm，古代寸小）。

这另有深意，指直下才是"背腧"穴的位置。

早在三千年以前，我国医学家们就是这样写的，也是这样针灸治疗五脏病症的，而且取得了确切的疗效，数千年之后，在当今科学发达的时代，该方法依然一枝独秀！

这是多么神奇之事！

"则欲得而验之，按其处，应在中而痛解，乃其腧也。"即是说要得到穴位的经验，是用手指按那个部位，如果手指有反应而且疼痛缓解，即是穴位。

这个经验既简单又实用，可重复性强，在临床也确实有疗效。

"灸之则可，刺之则不可。"此文可知，在当时，"背腧"穴只能灸，不可刺。可能在之前，也用针刺过"背腧"穴，因针刺过深，刺伤了胸、腹中的五脏，出现了严重伤害，甚至因"气胸"等导致死亡。所以，特告诫后人"刺之则不可"。

之后，"背腧"影响很大，历代医学家们都在应用及研究突破，且有新的认识。从《针灸甲乙经》《针灸资生经》到现代的针灸学著作，"背腧"论不仅有长足的发展，而且深刻地揭示了"背腧"穴与"五脏六腑"的关系。

下面只从"背腧"与"背焦"这个角度予以介绍，目的是要清楚"焦"字的含意和价值。

"焦"是位于"髓"旁的"节"之焦。焦是"焦聚"，由"节""焦聚"而形成了"神"——针刺治病的"神"。

古代医学家们深知这个含意，后在研究"五脏六腑"时，还知有总领"五脏六腑"的特别之焦。

其中"肺俞"和"心俞"之焦位于最上，而称"上焦"。

"肝俞""胆俞""脾俞""胃俞"之焦居中，而称"中焦"。

其余的"腧穴"在下，而称"下焦"。

这就是"三焦"的成因和奥妙。

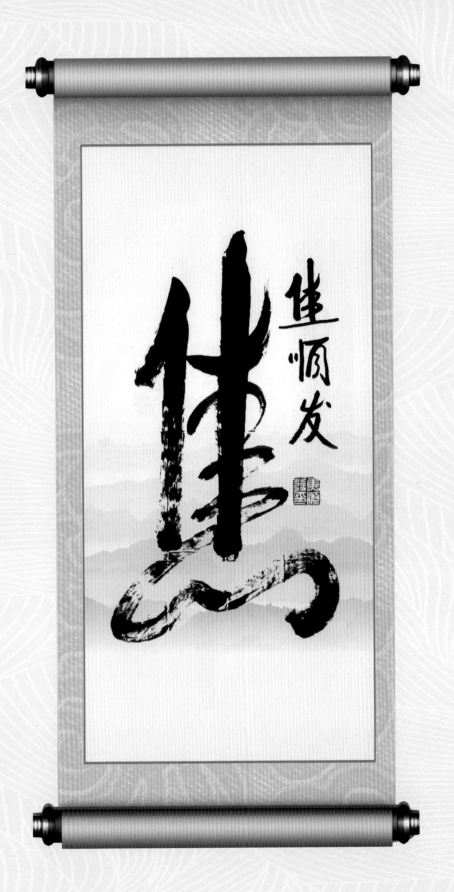

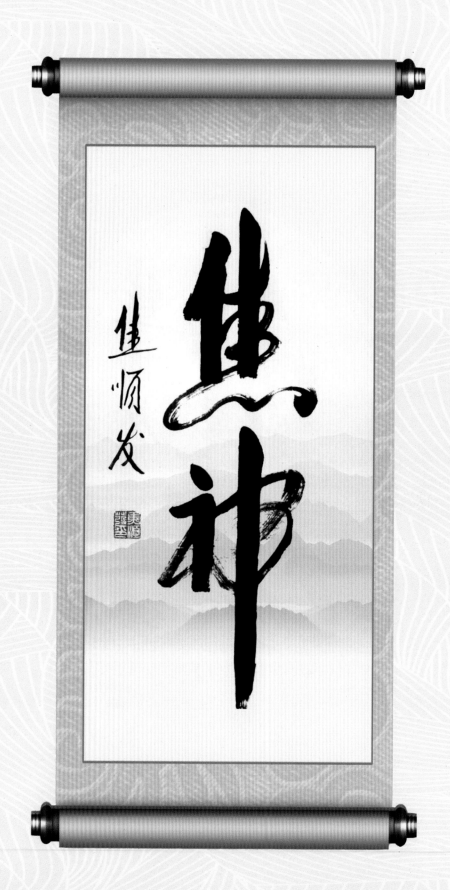

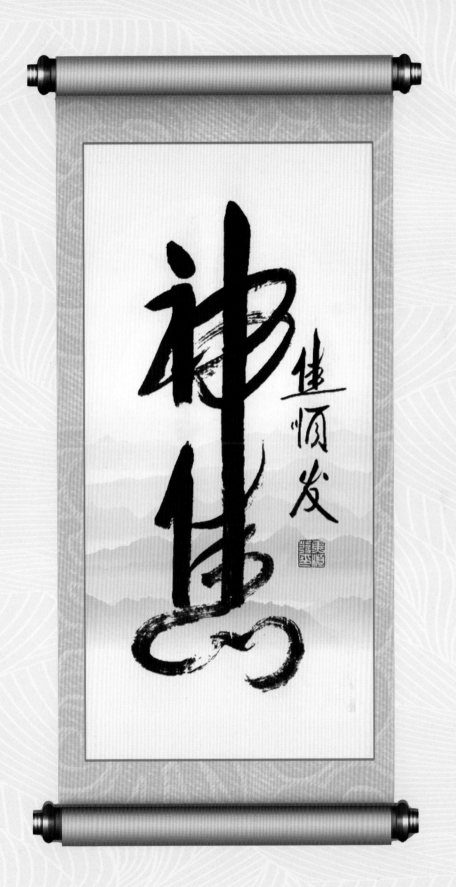

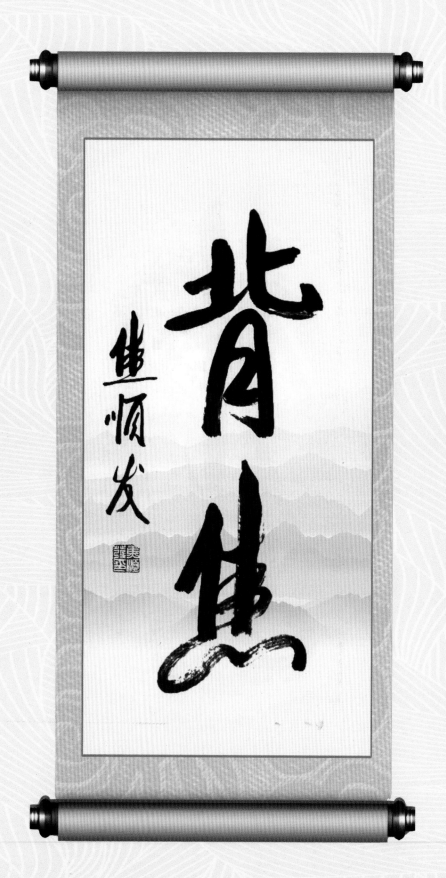

第七讲 "神三焦"的演变和形成

"神三焦"是在"三焦""三焦经""三焦俞"的基础上发展而形成的。

我国古代医学家们发现"三焦""三焦经",并确定两者之间有特殊的联络。这是伟大的发现,有非常重要的科学价值。

我读后惊心动魄,感慨万千,决心深究。

先后研读中医针灸经典医著 30 余年,据相关"三焦"内容的真意进行整理、归纳,特别对接组合,最终形成了"髓为督""脑为统"的"神三焦"体系。演变过程述后。

第一节 "三焦"

一、名称

为什么叫"三焦"?

"焦"字虽有"烧焦""焦虑"之意,但我想名称与此无关,可能是据"焦点""焦聚"之意命名的。

二、位置

"三焦"主要位于胸腔和腹腔。

胸腔为"上焦",腹腔又分"中焦"和"下焦"。为什么这样分?虽有多种说法,但没有人说透。

胸腔和腹腔由膈分开,上为胸腔,下为腹腔。胸腔为"上焦"能理解。腹腔是一个整体,为什么又分"中焦"和"下焦"呢?显然,除被"膈"分开外,还有其他原因,我认为与"焦"字的"焦点""焦聚"之意有关。

如"中焦",可能因通达肝、胆、脾、胃的"神",有特殊"焦聚"总领它们而定名。

"下焦"的形成同此理。

三、功能

"三焦"的功能说法很多，说清的少。我选了一种有代表性的古经文，供同人们参考。

《中藏经》曰："三焦者，人之三元气也。总领五脏六腑、荣卫经络、内外上下左右之气。三焦通则内外上下左右皆通。其于周身灌体，和内调外，荣左养右，导上宣下，莫大于此。"

该段经文，字字珠玑，句句经典。不仅描述了"三焦"的含意，而且描记了"三焦"的功能。

"三焦"的功能非常特别，不仅总领五脏六腑，而且总领荣卫经络、内外上下左右之气。还明确指出，三焦通则内外上下左右皆通。

第二节 "三焦经"

有人说"三焦经"是一条"神秘之经"，但没有人说清"三焦经"为什么"神秘"。

一、名称

"三焦经"的名称有个演变过程。

《灵枢·经脉第十》曰："三焦手少阳之脉。"其意即是起于"三焦"，位于"手少阳"之脉。

后来，在《十四经发挥》（元·滑寿，1341年）记述了"手少阳三焦经"，直到当代没有变。详见《中国针灸学》（程莘农主编.人民卫生出版社出版,1964年6月第一版）。"三焦经"为其简称，并有多种认识和解读。

我认为"三焦经"的主要含意应是三条焦聚在一起的"经"，或者说是在上肢，由三条分散到焦聚的"经"。

二、分布和位置

"三焦经"的大体位置和走向。

"三焦经"从无名指开始，通过上肢外侧中央，到肩后，达椎旁，在"大椎穴"水平入内，向下通达"上焦""中焦""下焦"（胸腔和腹腔），向上连颈、耳、面、头。

这个分布，从外表看没有特别之处，其奥妙在深层。

在椎旁的深层（平大椎穴水平）有三条焦聚在一起的经，分两支前行。一条往内进入胸、腹腔的"三焦"。另一条前行，在"大椎穴"水平进入"髓"，通达"脑"。还有侧焦连颈、耳、面、头。

《针灸甲乙经》曰："大椎在第一椎上陷者中，三阳督脉之会。"句中的"三阳督脉之会"，即指三条焦聚在一起的经，汇入"大椎穴"处的"督脉"。

这就是"三焦经"的分布特征。

三、功能

"三焦经"的功能很复杂，也有多种说法。其中有一说是"三焦经"主要管理"三焦"。这种认识可能是因为"三焦经"在"大椎穴"水平，向内下进入胸腔达"上焦"，通"三焦"。其证明，中医早在很久以前就知道，位于体表的"三焦经"和位于胸、腹中的"三焦"是相通的。

第三节 "三焦俞"

"三焦俞"属背腧穴，本应治疗"三焦"的病症。因其位于"悬枢"穴旁，所以治疗"下焦"的病症，包括同侧腰骶部及下肢的运动障碍性疾病、疼痛等。

从"三焦俞"治病功能分析，其应是"下焦"和下肢"三焦经"的特殊点位。但是，针灸书上在下肢没有"三焦经"。

实际，在人体的腰骶部和下肢也有三条焦聚在一起的"经"，比上肢更大、更明显。只是其他"经"布满了位置，也没有人这样认识，更没有成文记载而已。

现论述如下：

一、名称

下肢"三焦经"。这样命名是为了和位于上肢的"三焦经"区别。

二、主要位置、分布

起于足大趾、中趾、小趾，绕踝往上，在下肢内、后、外侧往上，通过承山、委中、委阳、环跳，往上转向腰骶过"秩边"穴，上到"三焦俞"水平，然后分数支前行。主要分三支：

1. 进入"下腹腔"通达"三焦"。
2. 在"悬枢"穴水平，进入脊骨空，焦聚于"髓"，通大脑。
3. 多旁支，分别在腰骶和下肢。

三、功能

下肢的"神气"通过下肢的"三焦经"，通达内外、上下、左右，维持全身的运动、感觉、呼吸、消化、大小便排泄、生殖、繁衍等功能正常。所有信息进入脑之后，分析、判断、决策，不断调整平衡，保持人体健康。

第四节 "三焦经"的募穴

"三焦经"的募穴，离开了本经体表线，分布到人体的前正中线，即脐下二寸的"石门穴"。治疗"下焦"的病症，而不是"三焦经"的病症。

"石门穴"能治"下焦"的病症，是因为它分布在"下焦"脏器对应的体表，又和"三焦俞"在相近水平，皆属"下焦"的水平，同属下肢"三焦经"范围。

所以，将"三焦俞"和"三焦经"的募穴均归到下肢"三焦经"较为合理。

第五节 "神三焦"的形成

通过以上描述的"三焦""三焦经""三焦俞"以及"三焦经"的募穴等内容，现将其整理、归纳。特别是通过上肢"三焦经"进入腋下，在颈椎旁进入胸腔，通达"三焦"；位于上肢的"三焦经"和下肢的"三焦经"分别在"大椎穴""悬枢穴"水平进入脊骨空，进行"黄金焦聚"，形成了"髓为督""脑为统"的"神三焦"。

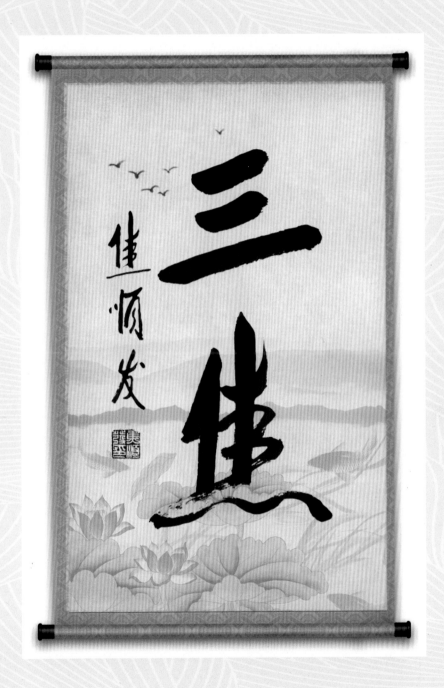

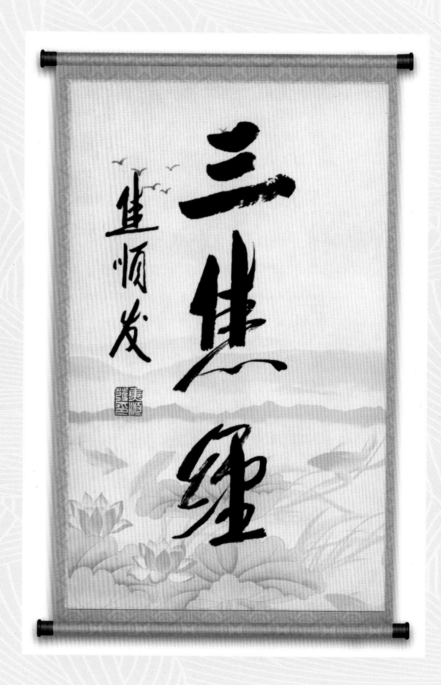

三焦经

崔顺发

第八讲 "神三焦"

"神三焦"是在"三焦""三焦经""三焦俞"的基础上，通过"神"复杂多变的聚、散，形成"髓为督""脑为统"的"神三焦"体系。

"神三焦"除在头颅、五官、骶部有特殊"焦聚"外，"颈部"和"腰部"还有两个"黄金焦聚"。

颈部的"黄金焦聚"在脊骨空内，并以"大椎穴"为中心，主要是"督脉"和位于上肢的"三焦经"进入"上焦"的"焦聚"。

腰部的"黄金焦聚"在脊骨空内，并以"悬枢穴"为中心，主要是"督脉"和位于下肢的"三焦经"和进入"下焦"的"焦聚"。

除此之外，在胸腔和腹腔内，有"神"的特殊"焦聚"分成了"三焦"，总领"五脏六腑"。

位于颈以下的"焦聚"，在"督脉"往上，通过"风府"（第一椎上）这个大门，进入脑。脑通过这些，以及五官传入的信息，分析、判断、决策，调整平衡，使人体感觉灵敏，行动自如，保证健康，正常生活。生儿育女，直到终老。

第一节 "神三焦"的位置和分布

一、"神上焦"

膈以上的组织、内脏、器官，皆属"神上焦"。

特别说明一下，位于上肢的"三焦经"，起于拇指、中指、小指尖，往上到合谷、内关、通里、曲池、曲泽、天府等进入腋下，三条焦聚在一起的经，往上斜到颈椎旁，分三支前行。

1. 一支转向内，向下"焦入"胸腔，达"上焦"，通"三焦"。

2. 一支在"大椎"穴水平，进入"脊骨空"，焦聚髓（黄金焦聚），使人体内外上下左右贯通。

3. 一支（旁支）分布在不同部位的组织、器官。

二、"神中焦"

"神中焦"在"神上焦"和"神下焦"之间，位于膈以下和脐以上，包括其中的肝、胆、脾、胃和一切组织。

"神中焦"主要是在"神上焦"和"神下焦"之间通达肝、胆、脾、胃……的"神"的特殊焦聚，因其相互作用而命名。

除此之外，"神中焦"是"神上焦"和"神下焦"连系的通道，但也是不可分割的，只是人为划定而已。

三、"神下焦"

"神中焦"以下皆属"神下焦"。

在脐以下，包括腰骶部，下腹腔内的肾（同水平）、膀胱、子宫、小肠、大肠、肛门、生殖器及下肢。

特别介绍一下，位于下肢的"三焦经"。

在针灸书中，原本没有下肢"三焦经"，我从"三焦俞"的位置和治疗病症的功能中受到启发，研究总结出下肢"三焦经"。

（一）名称

为了和上肢"三焦经"区别，特命名为下肢"三焦经"。

（二）主要位置、分布

起于足大趾、中趾、小趾之端，绕踝而上，分别通过三阴交、足三里、承山、委中、委阳、环跳，向上转向腰骶部，过"秩边"穴，上到"三焦俞"水平，然后分数支前行。主要有三支：

1. 一支进入下腹腔达"下焦"，通"三焦"。

2. 一支在"悬枢"穴水平，进入"脊骨空"，焦聚于"髓"（黄金焦），通达脑和全身。

3. 一支（多旁支），主要分布在腰骶部和下肢。

注意，下肢"三焦经"为三条焦聚在一起的"经"。理解这个含意，就易明白下肢"三焦经"的科学价值和意义。

（三）功能

"神下焦"的"神气"是通过下肢"三焦经"，在"下焦"和腰部的"黄金焦"运行，以通达内外、上下、左右，保证身体健康。

第二节 "神三焦"的功能

"神三焦"的功能，是在"脑髓"统领下，使"神气"内外、上下、左右游行出入，调节躯肢、脏腑各器官的平衡，使人头脑清醒，耳聪目明，感觉灵敏，活动自如，消化排泄正常，保持人体健康。

"神三焦"的出现，不仅使中医"刺神治病"有了理论体系，而且使得通过"调神气"治病变成了现实。

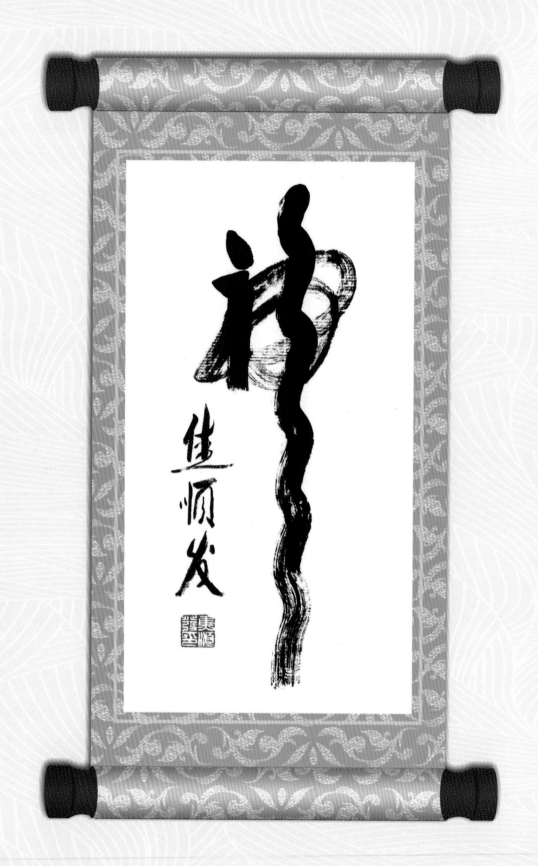

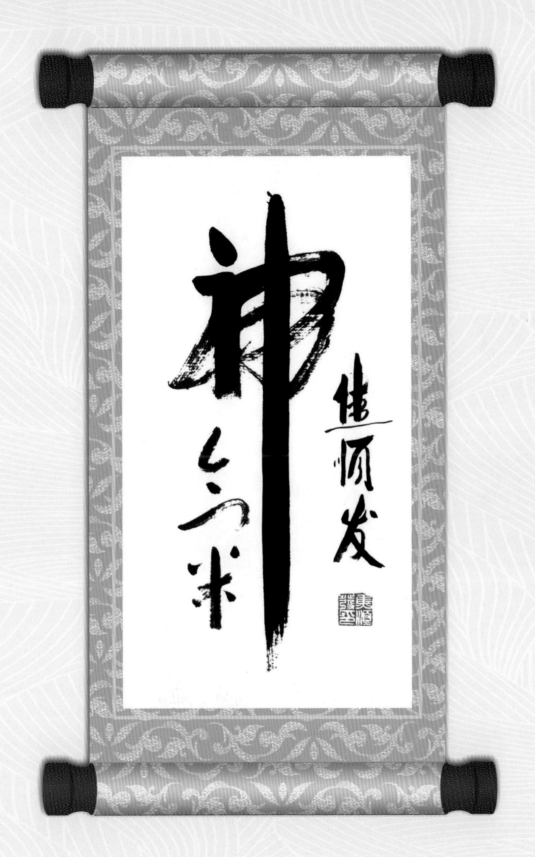

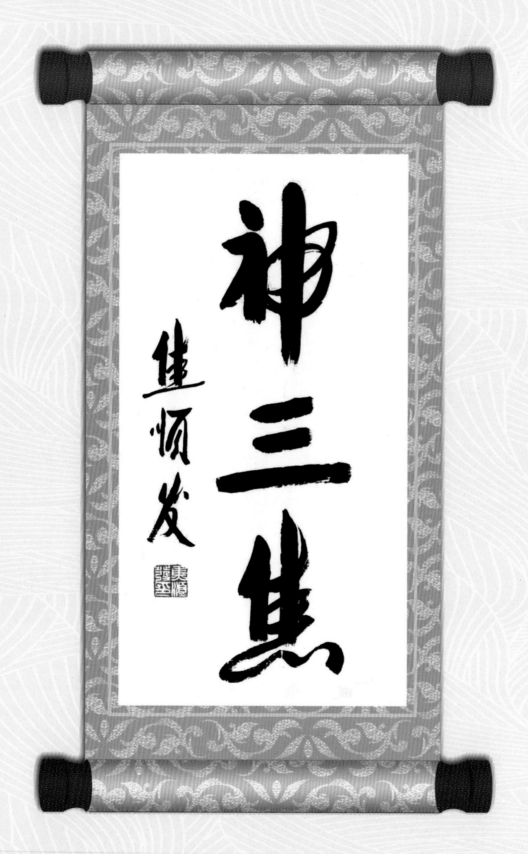

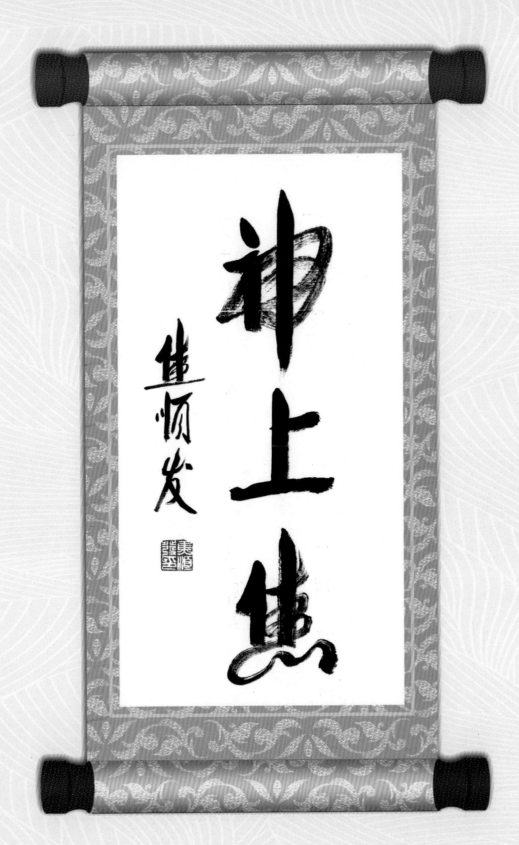

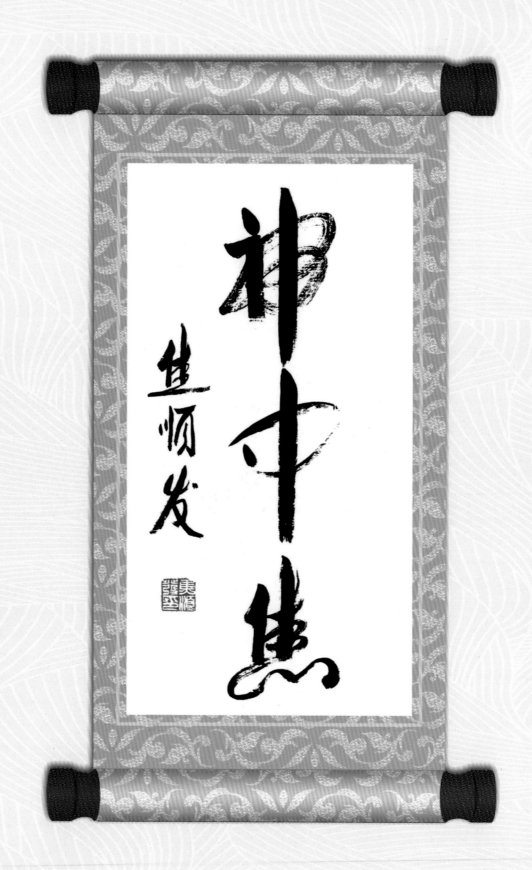

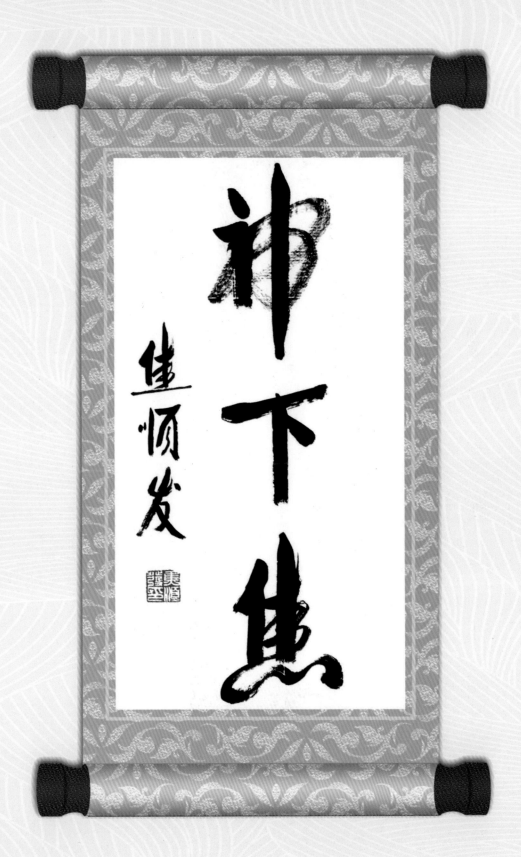

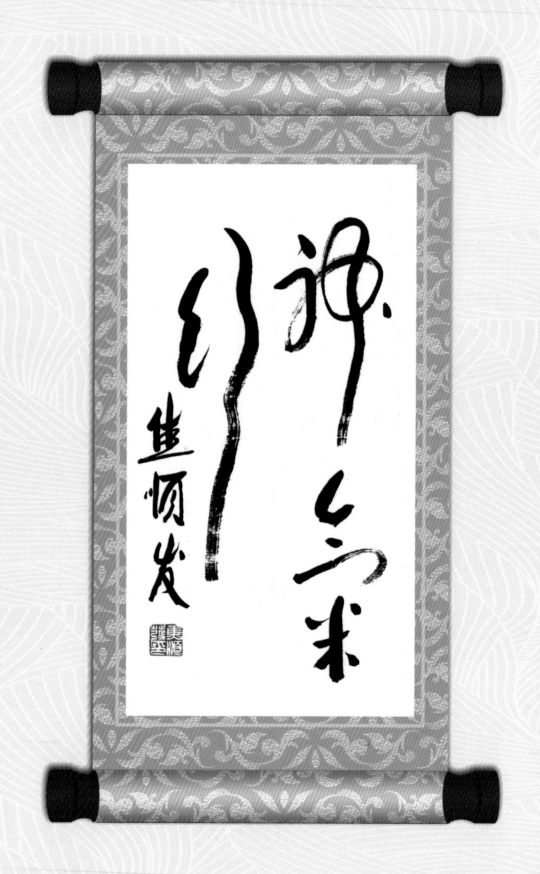

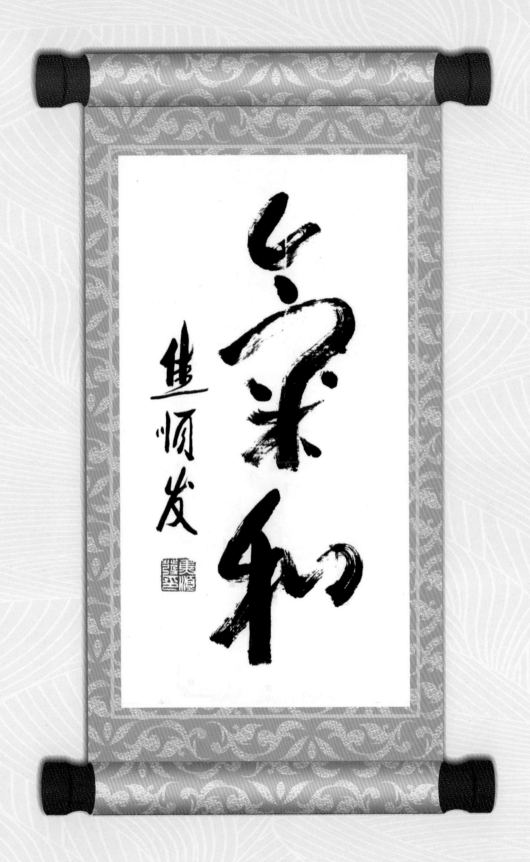

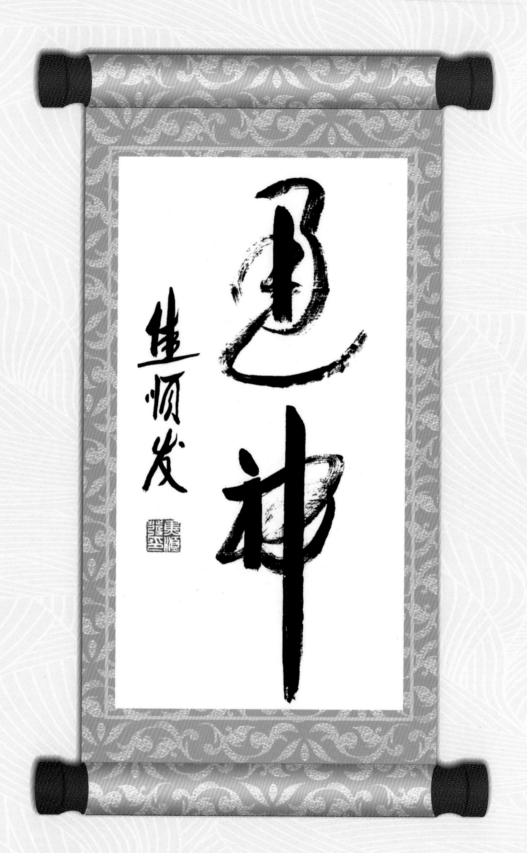

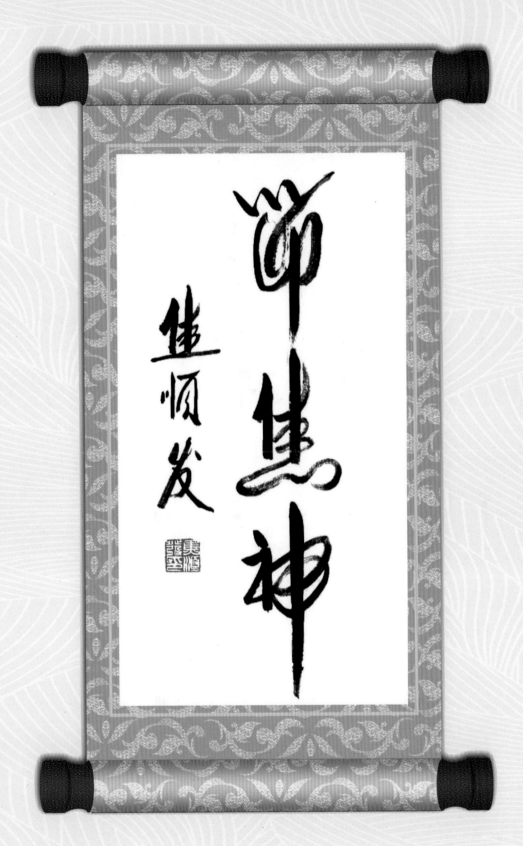

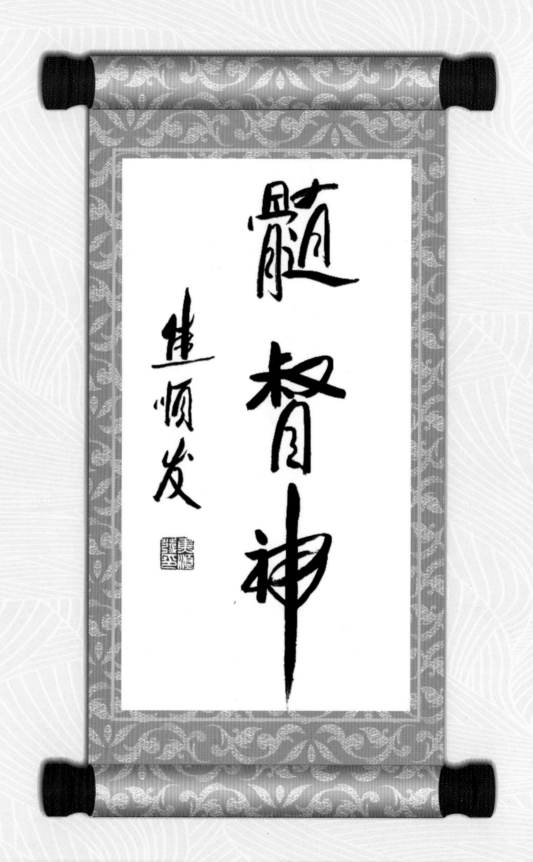

脑统神

集顺发

第九讲 据"神三焦"选穴治病

全身有近千个穴位，遇到一种病，选什么穴治疗，即成了头等大事。我国古代医学家们曾总结出多种选穴方法，各有所长，也解决了很多问题。

我研究发现，我国古代医学家们所总结的选穴方法，虽各具有自己的特点和优势，但皆包含了据"神三焦"选穴。

据"神三焦"选穴，不仅快速准确，而且选穴少、疗效好。

当然，在选穴前，首先要明确诊断。疾病定位越准确，选穴越靠谱。因为据"神三焦"选穴是大框架，在其范围内，选疾病所在部位和邻近的穴治疗效果较好。

有经验的医学家们常选 3～5 个穴位治一种病，其中有些病仅选一个穴位。

在临床实践中，选穴是不断积累经验的过程，穴位越选越精，疗效就会越来越好。

下面分"神上焦""神中焦""神下焦"分别介绍。

第一节 "神上焦"

"神上焦"包括头面、颈、肩和上肢、胸背几个部位。

一、头面部

头面部又分头区和面区。

头指头和脑，面指五官和面。

1. 头区

头盖部有 25 个常用穴。

头盖部的穴位不仅治疗头痛、头晕等，更重要的是治疗脑病。

《灵枢·海论第三十三》曰："脑为髓之海，其输上在于其盖，下在风府。"这段经文，约成于三千年前，是中医针刺治疗脑病理论研究的丰碑，有非常重要的科学价值和历史意义。

遗憾的是，由于后代医学家们对其认识不同和破解偏误，使其真意一直尘封在中医经典医著中，消失在历史的长河中。

《黄帝内经灵枢校注语译》（郭霭春编著.天津科学技术出版社出版,1989年4月第一版）载：脑为髓之海。杨上善曰："胃流津液，渗入骨空，变而为髓，头中最多，故为海也。"

又云："其输上在于其盖"，"盖"指头巅百会穴。

……

我在半个世纪之前就发现了这个问题，并正确解读了原文。

"脑为髓之海，其输上在于其盖，下在风府。"即是说脑为脊髓之海。治疗脑病的穴位，上在头盖部，下在风府穴。在此基础上，我于1971年3月发明了"头针"，治疗脑病获得了显著疗效。2018—2019年，在世界多国亲传"头针"，"飞针刺入，瞬间出效"。

其足以证明，在头部选区治疗脑病可获得满意疗效，也为据"神三焦"选穴治病积累了经验，奠定了基础。

（1）头痛

头痛在临床是常见病，但也是最难诊断和治疗的病症。

严格来讲，头痛仅是一个症状，很多病都可引起，确定病因才是终极诊断。

中医常分外感头痛和内伤头痛。

《灵枢·厥病第二十四》将头痛分为：厥头痛、真头痛和偏头痛。

"真头痛，头痛甚，脑尽痛，手足寒至节，死不治。"经文的前九个字是描述真头痛的程度和痛的部位。确切地讲，真头痛即是颅内痛，程度比较严重。

在神经科的临床，常见的脑器质性疾病，如脑动脉瘤破裂、蛛网膜下腔出血、颅内血肿形成、脑脓肿、急性脑脊膜炎等病，常有严重而长时间的头痛，或者剧烈头痛伴有呕吐。由此可知，我国古代医学家们仅用9个字，即表述了这个深刻的含意。

后8个字"手足寒至节，死不治"，即是严重头痛，若伴有休克状态常可引起死亡。从另一个侧面佐证了"真头痛"的严重性和后果。

另："头痛不可取于腧者，有所击堕，恶血在于内；若肉伤，痛未已，可则刺，不可远取也。"该段经文是说，头痛不可取穴治疗者，是因为有击打或堕落使脑部损伤，并且有颅内（脑内、硬膜下及硬膜外）血肿。我国古代医学家们对此观察细致，描述精准，并确定不能针刺治疗。

"若肉伤，痛未已，可则刺，不可远取也。""若肉伤"特指头皮受伤，脑没有受伤。"痛未已"是痛还没有好。"可则刺"实为"则可刺"（文字前后有误）。"不可远取也"，即是说就在疼痛的部位或邻近处选穴治疗，不需要在远处再选穴了。

《灵枢·厥病第二十四》的经文，确切成文年代不详，少说也有 2500 年了，那时古希腊的《希波克拉底文集》还未出现。

前头痛：印堂、阳白，配合谷。

巅顶痛：百会，配合谷。

偏头痛：悬厘，配合谷。

后头痛：风池，配外关。

简而言之，针刺对不同部位、多种原因引起的头痛，常有较好的治疗效果。对"真头痛"，即脑器质性疾病引起的头痛，需特别注意。

（2）中风

"中风"是中医的病名，不仅中医熟知，而且国人耳熟能详。在数千年后的当今世界，比如美国，也应用"中风"这一病名，特称其为"stroke"。

中医深知，"中风"源于"脑"，故称"脑中风"。

"中风"患者常出现身体偏侧瘫痪、语言障碍，即中医所说的"半身不遂"和"中风不语"。

针刺治疗"中风"，中医积累了丰富经验。

现将在头盖部选穴治疗"中风"的经验述后：

下肢瘫：百会。

上肢瘫：通天。

运动性失语：悬颅。

如能深刻了解、熟悉、掌握这些知识，肯定能收到满意疗效。

2. 面区

面区分眼、耳、鼻和面。

（1）眼、耳、鼻病症

眼、耳、鼻病症多样、复杂，针刺治疗对部分病症有明显的疗效。

眼病症：睛明、攒竹、四白、阳白，配合谷。

耳病症：耳门、听宫、听会、翳风，配外关。

鼻病症：迎香，配外关。

（2）面瘫

面瘫，也称"中风"，或叫"风中经络"，俗称"口眼㖞斜"。

选穴：鱼腰、四白、颊车、下关、大迎、兑端、地仓、承浆、翳风，配合谷。

选这些穴位针刺治疗，用于周围性面瘫（Bell 瘫痪），约有 60% 的患者可以治愈或基本治愈。尽管如此，到目前为止，疗效仍然一枝独秀。这是患者和医生共同认可的。

我国医学家们，早在春秋战国以前，就发现了"面瘫"这一病症，后来在面部穴位施以针刺治疗，取得了显著疗效，且久传不衰。

为什么会这样？

为什么能这样？

再深究，为什么据"神三焦"选穴，疗效相对较好呢？

这个话题很复杂，几句话很难说清。

我介绍一下个人的看法，供同人参考，也请高人指点。

首先说，我国古代针刺治病的医学家们不仅是临床实践家，而且是理论研究家。

先说有效问题。

在躯肢如何针刺，或者针刺什么会出现疗效？古代医学家们对这个问题进行了深入研究，并取得丰硕成果。

《灵枢·九针十二原第一》曰："粗守形，上守神，神乎神，客在门，未睹其疾，恶知其原，刺之微，在速迟。"经文之意，即是说低劣的医生只知道刺"形"治病，而高明的医生则知道在"形"中刺"神"治病。"神"就像贵客一样位于"形"之中。不知道疾病，还能知道病因。"神"是可被针刺中的，医生刺"神"水平的高低，只有快慢之别。这就说明早在约五千年前，我国古代医学家们就已经知道刺"神"治病疗效好。对"神"是什么，当时并没有弄明白。但可以确定的是，知道在"形"中的"神"被刺中时，可出现特殊"感知"，即患者立刻出现明显的异常感——抽、麻、胀、痛等。一旦出现这种"感知"，就可获得确切的疗效。后来，称这种"异常感知"为"气至""得气""中气穴"等。这种经验和体会一直传承使用了几千年，研究了几千年，越用经验越丰富，越用体会越深刻。"以知为数。""数刺乃知。""刺之而气不至，无问其数；刺之而气至，乃去之，勿复针。""刺之要，气至而有效，效之信，若风之吹云，明乎若见苍天，刺之道毕矣。"

直到当今，临床仍然应用这一可贵经验。

现在，大家该明白了吧！归根到底，是刺中了面部穴位的"神"，才治好了"面瘫"的。

从这个角度讲大家就会明白，我国古代医学家们，是以在穴位中刺中"神"治病为主的，并逐步认识"神"和探讨刺"神"取穴的方法。

简而言之，我国古代医学家们，在面部穴位刺"神"治疗"面瘫"已经两千多年了，直到当今的科学时代，虽然治疗"面瘫"的方法很多，但针刺治疗的神奇疗效依然一枝独秀！

什么叫"科学"？什么是先进？

中医在面部的穴位刺"神"治疗"面瘫"的方法和经验起源于春秋战国前，应用、传承两千五百年，至今仍然为临床首选之方法。

真是不比不知道，一比吓一跳。

二、颈部

颈部常用穴有 8 个。

咽喉病症：天鼎、天窗、缺盆。

副神经麻痹：扶突。

高血压：人迎。

感冒后头痛：风池。

脑干病损：风府、哑门。

临床切记，针刺风府时，进入皮肤到皮肤下，针尖朝下通哑门，千万不要垂直深刺（直下是颈髓）。

小脑性共济失调：天柱（同侧）。

颈椎增生引起颈部不适、上肢麻痛：颈 4～5 椎旁开 4cm（同侧）。

因为颈椎增生常在颈 4～5 椎明显，可出现颈部不适、上肢麻痛。

请大家注意！分布在上肢和肩的神经是颈 4、5、6、7、8 和胸 1，共由 6 个神经节段组成，这是现代神经解剖所见。

而我国古代医学家们，对此早有广泛、深入的研究。

《针灸甲乙经》曰："大椎在第一椎上陷者中（第 7 颈椎），三阳、督脉之会。"而且在"大椎穴"周围有"大杼穴""胸中大腧""项大经"等。（详见《中国针灸学求真》，焦顺发著．山西科学教育出版社出版，1987 年 7 月第一版——第五编附件 3"杼骨之端及其周围的'四大'。）

更奇妙的是，中医早在春秋战国时期前已确认，人的上肢有 6 条经，或者说上肢有 6 条"经脉"，"经筋"也是 6 条。

三、肩和上肢部

肩和上肢常用穴 72 个。

1. 肩部病症选配穴

肩部常用穴 13 个。

一般选疼痛和运动障碍部位的穴位，或用手指按压，有明显压痛的穴位。

颈肩痛：颈 4、5 椎旁开 4cm。

肩痛：肩井、肩贞、肩髎、肩髃。

2. 上肢病症选配穴

上肢常用穴位 59 个。一般在上肢病损的部位或邻近选穴。

又分肘、腕和手。

肘部病症：曲池、阳谷、阳溪、外关、养老、内关。

手指病症：合谷、三间、中渚。

3. 其他部位病症选配穴

头面部：合谷。

胸胁病：内关。

上肢的 72 个常用穴位，是中医几千年来在刺"神"治病中，发现和积累的。

在这些穴位中针刺，一旦刺中"神"，患者即可出现特殊"感知"——特殊异常感觉：抽、麻、胀、痛等，且常可获得确切的疗效。

早期并不知道"神"是什么，更不清楚为什么能治病。后来研究发现，"神"有不同方式和特别的"焦聚"。

上肢的"神"除在"腋下"有特殊的"焦聚"外，还有分支进入胸腔到"上焦"，达"三焦"。

其主要分支，斜上"焦聚"到椎旁的"大杼"穴，然后在"大椎穴"水平（第7 颈椎上），进入脊骨空与督脉（脊髓）"焦聚"，我称之为"黄金焦聚"，形成"髓督神""脑统神"的"神三焦"体系。

因为"神三焦"体系能行"神气"，故使刺"神"调"神气"治病变成了现实。

一定要记住，双上肢的"神"和"大椎穴"水平，进入脊骨空，与"督脉""黄金焦"的特殊关系，这个很重要。

四、胸背部

胸、背部的常用穴位 37 个。

主要治疗肺、心和胸、背相关病症。

肺、心病症：肺俞、心俞、大杼、膻中，配内关。

背正中痛：大椎、大杼、陶道、神道。

注意：胸 1 ～ 5 焦之间，是中医定的"上焦"。此间因"神"特殊"焦聚"总领"肺、心"活动。所以治疗"肺""心"病症，选相同的穴位即可获效。

这是史前，中医学家们的发现和临床中总结的经验，直到当今仍然疗效突出。

言无效者，未得其术也！

第二节 "神中焦"

"神中焦"为膈以下到脐，包括肝、胆、脾、胃及躯肢的组织。

"神中焦"虽然范围小，但很特别，其是在"中焦"的基础上形成的。"神中焦"是连接"神上焦"和"神下焦"的部分，与"神上焦"和"神下焦"组成完整体系，是绝对不可分割的。

"神中焦"范围的穴位，皆可治疗"神中焦"的病症。

肝胆病症取穴：肝俞、胆俞、期门、日月，配阳陵泉。

脾、胃病症取穴：胃俞、脾俞、中脘，配足三里。

第三节 "神下焦"

"神中焦"以下皆属"神下焦"。位于"神下焦"范围的穴位，皆可治疗"神下焦"的病症。

肠道病症取穴：天枢、气海，配足三里。

泌尿、生殖系病症取穴：石门、关元、中极、气穴、水道、归来、八髎，配三阴交。

腰骶部病症取穴：三焦俞、八髎。

下肢病症取穴：①髋关节：秩边、环跳、承扶、殷门。②膝关节：委中、委阳、承山、飞扬、阳陵泉。③踝关节及足：跗阳、悬钟、解溪、仆参、申脉、通谷。

第十讲 "神针"的意义和价值

有人会说，我介绍的是几千年前的老东西，现在根本没有用。

我认为这是认识的最大误区。

因为刺"神"治病，约出于五千年之前，是针刺治病的源头，也是中医针刺治病的精华和核心。

针刺治病离开了刺"神"治病，就会变成无根之草，或者说是失去了生命和灵魂。

针灸学重视刺"神"治病，而且是特别重视。

尽管曾对《灵枢·小针解第三》和《素问·针解篇第五十四》破解偏误，使其真意尘封于原文之中，直到现在仍然没有从错解中走出来。但在历史上，不乏有高人倡导，弘扬刺"神"治病。

我举个例子，大家就明白了。

在公元之初，确切地讲应该是《针灸甲乙经》之后，整理出了一本《灵枢经》。

为什么叫《灵枢经》？

"灵"是"灵魂"。"枢"是"枢纽"。

《灵枢经》的名称，即告知同人，针刺治病的"灵魂"和"枢纽"就在其中。

《灵枢经》开篇即是"九针十二原"，其如同报纸的头版头条。

文中描记到："欲以微针通其经脉，调其血气，营其逆顺出入之会。令可传于后世，必明为之法。令终而不灭，久而不绝，易用难忘，为之经纪。异其章，别其表里，为之终始。令各有形，先立针经。"

这段"经文"即是"灵魂"，也是"枢纽"。其所倡导的能传于后世的"刺经脉"治病，核心内容就是刺"神"治病。

岐伯在回答时，开头即说了"粗守形，上守神，神乎神，客在门，未睹其疾，恶知其原，刺之微，在速迟。"

……

"往者为逆，来者为顺，明知逆顺，正行无问。逆而夺之，恶得无虚，追而济之，恶得无实。迎之随之，以意和之，针道毕矣。"

之后，还记载了不同时代的发现和科研成果。选两段经文供同人们参考。

"节之交，三百六十五会，知其要者，一言而终；不知其要，流散无穷。所言节者，神气之所游行出入也，非皮肉筋骨也。"

"刺之而气不至，无问其数；刺之而气至，乃去之，勿复针。""刺之要，气至而有效。效之信，若风之吹云，明乎若见苍天，刺之道毕矣。"

我早在半个世纪前，就看到了原文，并非常感动。之后经过反复阅读原文，体会真意，终于明白"九针十二原"所倡导的"微针刺经脉……令可传于后世……先立针经"有非常重要的科学价值和历史价值。2006年，我起笔写了《神奇针道》（内部资料，运城卫生局印，2010年）。之后，又著《针经》（金盾出版社出版），重点论述和破解"粗守形，上守神；神乎神，客在门……"

到现在为止，我始终认为，刺"神"治病，不仅是中医针刺治病的源头，而且是正根。传承、弘扬刺"神"治病，才是我国最正宗、最地道的"针刺治病"。

每每品味其中的点点滴滴，总会感到清爽香浓，回味无穷。

每次谈到此事，总是激情四溢，感慨万千！

这次我介绍的"神针"就是其中的体会。但仍然是中间产品，以后还会有终极之作。

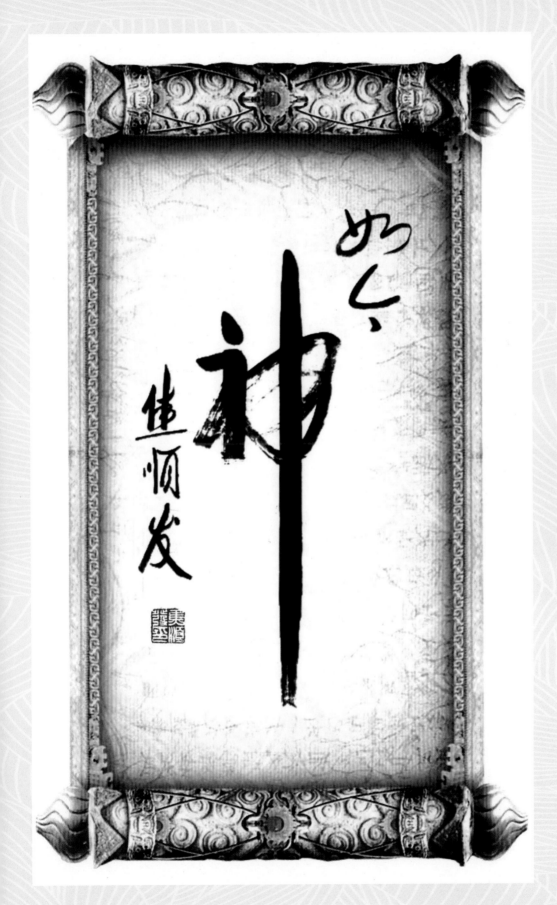

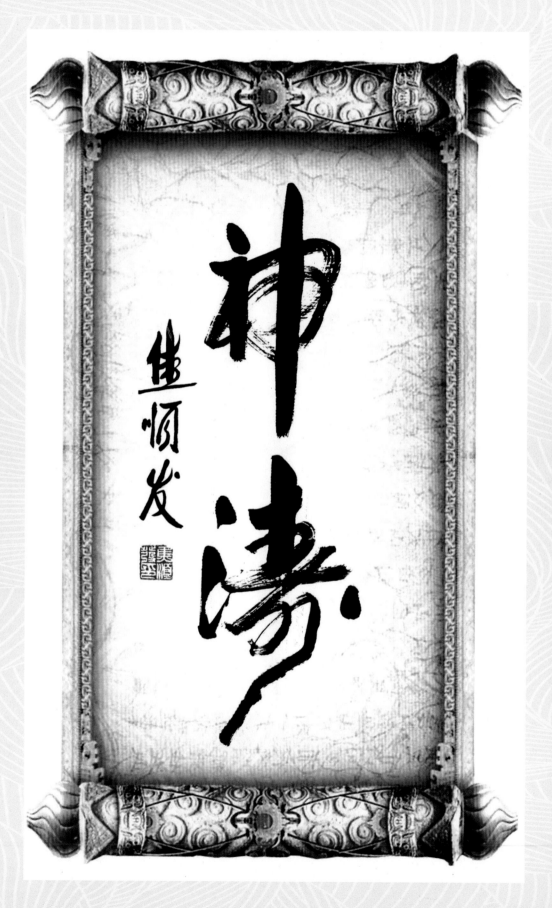

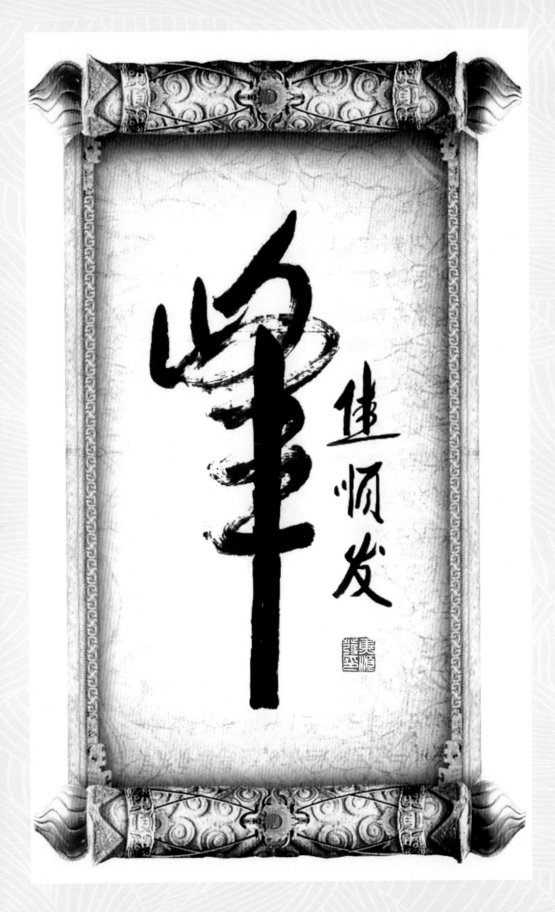

百氏之说切于理，

自我体悟写于中，

是非功过任评说，

历史将会做抉择。

赵顺发

2020 年 4 月 18

于运城

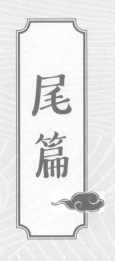

尾篇

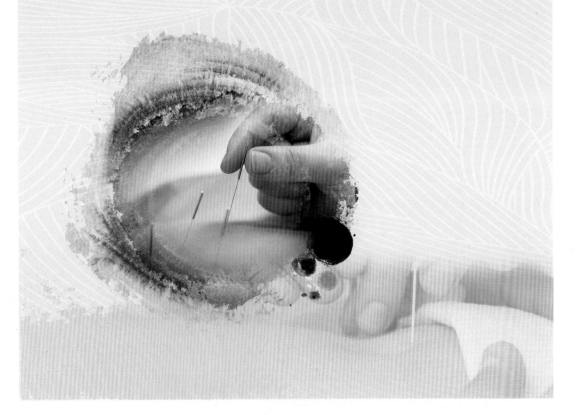

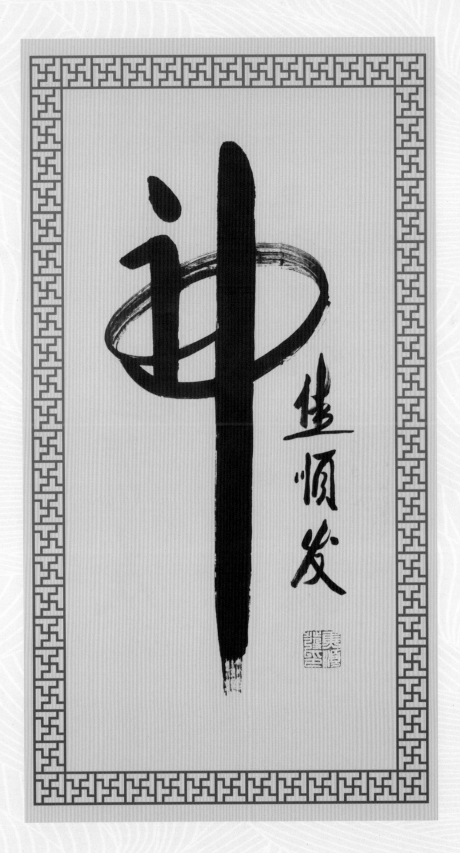

神

连顺发

三焦

神道

傅顺发

荣米和

佳顺发